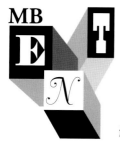

編集企画にあたって……

　聴覚検査は日常の耳鼻咽喉科診療で多く行われる検査の1つである．検査方法については本邦では1956年に初めて「聴力測定法の基準」が定められた．その後，国際基準の変化，JISの改訂などをふまえ1990年に日本聴覚医学会より「聴覚検査法(1990)」が制定された．さらにオージオメーターによる純音聴力(閾値)レベル測定法(2008)，語音聴覚検査法(2003)が制定されている．聴覚検査は難聴の診断はもちろんであるが，耳鳴，耳閉感，めまい，ふらつき，言語発達遅滞，構音障害などを主訴とする患者に対しても行われる．さらに補聴器適応の決定，補聴器装用効果の診断，人工内耳適応の決定，人工内耳装用効果の診断にも行われる．聴覚検査の対象は新生児から高齢者までで，年齢に応じた検査法を選択する必要がある．

　医師自身が聴覚検査を実際に行う機会は少ないと思われる．検査の多くは臨床検査技師，言語聴覚士，看護師などによって行われている．設定さえ行えば，自動的に結果が得られる検査もある．得られた結果を正しく評価し，患者に対して適切な治療，指導を行うことが大切である．

　この度の特集では前半に聴覚検査の基本的な事項について，後半に補聴器，人工内耳装用適応に関する聴覚検査，新生児，乳幼児に対する聴覚検査などについて解説していただいた．

　聴覚検査は難聴の程度，種類，障害の部位，どのように聞こえているのかなどを調べる．最も基本的な検査は純音聴力検査である．得られた結果から聴力に異常がないのか，難聴が認められるか，難聴の程度はどうか，難聴の種類は何かなどを評価する．評価するには聴力図を正しく理解する必要がある．聴力正常の定義，骨導値の見方，気骨導差のある聴力図の見方について解説していただいた．次いで純音聴力検査で感音難聴が認められた後，内耳障害の有無を診断する検査，難聴患者のコミュニケーション能力の評価，補聴器・人工内耳装用適応の診断に必要な語音聴力検査について解説していただいた．

　後半では補聴器装用適応，人工内耳装用適応に必要な検査，診断のポイントについて解説していただいた．補聴器，人工内耳ともに技術の進歩により適応が拡大されている．年齢に応じた複数の検査を行い，適応について検討することが大切である．

　先天性難聴児は1000の出生数に対して1人の割合で生まれる．その半数が高度難聴であるため，早期に難聴を発見し，療育を始める必要がある．新生児聴覚スクリーニングの公費助成も始まった．新生児聴覚スクリーニングでreferとなった児について，その後の難聴診断に必要な検査について解説していただいた．新生児期以降，乳幼児健診などで難聴を指摘された児，言語発達遅滞の児などの乳幼児に対する聴覚検査について解説していただいた．最後に純音聴力検査結果の信頼性が疑われた場合，どのように対応するのか，診断するのかを解説していただいた．

　2020年11月

小林一女

KEY WORDS INDEX

和　文

あ行
陰影聴取　*5*
ABLB 検査　*17*
ABR 検査　*43*
オーバーマスキング　*5*

か行
加齢性難聴　*1*
気骨導差　*11*
気導骨導差　*5*
機能性難聴　*24,55*
後迷路性難聴　*1,24*
語音聴力検査　*1,30*
語音弁別検査　*24*
語音了解閾値検査　*24*

さ行
詐聴　*55*
COR 検査　*43*
耳音響放射　*17,49,55*
視覚強化式聴力測定　*30*
耳硬化症　*11*
SISI 検査　*17*
純音聴力検査　*1,11,24,30*
条件詮索反応聴力検査　*30,49*
小児　*37*
上半規管裂隙症候群　*11*
心因性難聴　*55*
人工内耳　*37*
新生児聴覚スクリーニング　*49*
成人　*37*
前庭水管拡大症　*11*

た行
第三の内耳窓　*11*
聴性行動反応聴力検査　*49*
聴性定常反応　*30,49*
聴性脳幹反応　*49*
聴力　*1*
適応基準　*37*

な・は・ま行
難聴　*11*
乳幼児健診　*43*
不快閾値　*30*
補聴器　*1*
マスキング　*5*

や・ら・わ行
遊戯聴力検査　*43*
誘発耳音響放射　*17*
幼児　*55*
両耳人工内耳　*37*
歪成分耳音響放射　*17*
歪成分耳音響放射検査　*43*

欧　文

A
ABLB test　*17*
adults　*37*
air-bone gap　*5,11*
auditory brainstem response　*43,49*
auditory steady state response　*30,49*

B・C
behavioral observation audiometry　*49*
bilateral cochlear implants　*37*
children　*37*
cochlear implant　*37*
conditioned orientation response audiometry　*30,43,49*

D・F
distortion product acoustic emission　*43*
DPOAE　*17*
functional hearing loss　*24,55*

H・I
health screening　*43*
hearing aid　*1*
hearing level　*1*
hearing loss　*11*
indications　*37*
infants　*55*

L・M・N
large vestibular aqueduct syndrome　*11*
malingering　*55*
masking　*5*
Metz test　*17*
newborn hearing screening　*49*

O
OAE　*17,55*
otoacoustic emission　*49*
otosclerosis　*11*
over masking　*5*

P・R
play audiometry　*43*
presbycusis　*1*
psychogenic hearing loss　*55*
pure tone audiometry　*1,11,24,30*
retrocochlear hearing loss　*1,24*

S
shadow hearing　*5*
SISI test　*17*
speech audiometry　*1,30*
speech discrimination test　*24*
speech recognition threshold test　*24*
superior canal dehiscence syndrome　*11*

T・U・V
TEOAE　*17*
third-window lesion　*11*
uncomfortable level　*30*
visual reinforcement audiometry　*30*

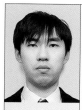

安藤　喬明
（あんどう　たかあき）

2017年	東京大学卒業
2019年	同大学耳鼻咽喉科入局
2020年	東京逓信病院耳鼻咽喉科

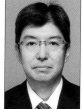

佐野　肇
（さの　はじめ）

1986年	山梨医科大学卒業　北里大学耳鼻咽喉科入局
1994年	同，専任講師
1999～2000年	米国コロンビア大学留学
2006年	北里大学医学部耳鼻咽喉科，助教授
2007年	同，准教授
2014年	北里大学医療衛生学部言語聴覚療法学専攻，教授

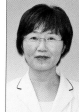

仲野　敦子
（なかの　あつこ）

1990年	千葉大学卒業　同大学耳鼻咽喉科入局
1999年	千葉県循環器病センター
2006年	千葉県こども病院耳鼻咽喉科，医長
2012年	同，部長
2017年	同，診療部長

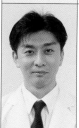

大石　直樹
（おおいし　なおき）

2000年	慶應義塾大学卒業　同大学耳鼻咽喉科入局
2006年	同科，助教
2010年	米国ミシガン大学留学
2013年	慶應義塾大学医学部耳鼻咽喉科，専任講師・医局長
2017年	同大学病院耳鼻咽喉科，外来医長

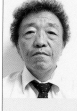

鴫原　俊太郎
（しぎはら　しゅんたろう）

1982年	日本大学卒業　同大学耳鼻咽喉科入局
1986年	同大学大学院修了　国立埼玉病院耳鼻咽喉科，医長
1987年	帝京大学耳鼻咽喉科，助手
1988年	日本大学耳鼻咽喉科，助手
1990年	同大学医学部，講師
1990年	米国ルイジアナ州立大学メディカルセンター研究員
2011年	日本大学医学部，診療准教授

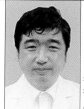

原田　竜彦
（はらだ　たつひこ）

1989年	慶應義塾大学卒業　同大学耳鼻咽喉科学教室入局
1994年	同大学医学部，助手（耳鼻咽喉科学）
1997年	済生会横浜市南部病院耳鼻咽喉科，診療責任者
2000年	東海大学医学部耳鼻咽喉科，講師
2006年	国際医療福祉大学熱海病院，准教授（耳鼻咽喉科）
2014年	同大学熱海病院，教授（耳鼻咽喉科）
2017年	同大学医学部，教授（耳鼻咽喉科）

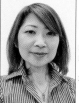

片岡　祐子
（かたおか　ゆうこ）

1998年	岡山大学卒業　同大学耳鼻咽喉科入局
2002年	同大学大学院修了
2003年	同大学耳鼻咽喉科，助手
2017年	同，講師／医局長

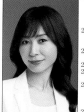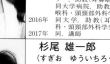

白井　杏湖
（しらい　きょうこ）

2008年	東京医科大学卒業　武蔵野赤十字病院初期臨床研修
2010年	東京医科大学病院耳鼻咽喉科学教室，後期臨床研修医
2013～14年	米国ミネソタ大学留学
2014年	東京医科大学病院耳鼻咽喉科学講座
2015年	同大学八王子医療センター，助教（耳鼻咽喉科）　同大学病院，助教（耳鼻咽喉科・頭頸部外科学分野）
2016年	同大学，助教（耳鼻咽喉科・頭頸部外科学分野）
2017年	同，講師

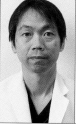

吉田　晴郎
（よしだ　はるお）

1998年	長崎大学卒業　同大学耳鼻咽喉科入局
2001年	五島中央病院，医長　長崎大学耳鼻咽喉科
2004年	佐世保市立総合病院
2007年	長崎大学耳鼻咽喉科，助教
2009年	国立病院機構嬉野医療センター，医長
2013年	長崎大学耳鼻咽喉科，助教
2015年	同，講師
2018年	長崎医療センター，医長
2020年	長崎大学耳鼻咽喉科，准教授

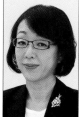

小林　一女
（こばやし　ひとめ）

1982年	昭和大学卒業　同大学耳鼻咽喉科入局
1991年	同科，助手
1993年	同，専任講師
1997年	同，助教授
2007年	同，准教授
2014年	同，教授

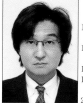

杉尾　雄一郎
（すぎお　ゆういちろう）

1991年	昭和大学卒業　同大学耳鼻咽喉科入局
1994年	関東労災病院耳鼻咽喉科
1995年	昭和大学大学院修了
1999年	同大学耳鼻咽喉科，助手
2000年	同，講師
2009年	関東労災病院耳鼻咽喉科，部長

CONTENTS

聴覚検査のポイント
—早期発見と適切な指導—

聴力正常とは ………………………………………………………… 安藤　喬明ほか　**1**

聴き取りが悪いという患者の訴えが純音聴力検査の結果に比して強い場合，加齢性・後迷路性難聴を疑い，語音聴力検査を行う．

骨導値の見方，この骨導値は正しいか ………………………… 佐野　　肇　**5**

基本的な検査であるが，マスキングを適切に実施すること，およびその結果を的確に判断することは必ずしも容易ではない．問題点を理解していないと誤った診断につながることがあるので注意が必要である．

鼓膜正常で気骨導差のある聴力図の見方 …………………… 吉田　晴郎ほか　**11**

鼓膜正常で気骨導差がある場合，聴力図の気骨導差が示す意味を正しく解釈し，例外を知ったうえで，その結果が病態と一致しているかを症例ごとに確認することが大切である．

感音難聴　内耳障害の診断 …………………………………… 原田　竜彦　**17**

純音聴力検査で感音難聴の診断が得られたら次にどのような検査を行うか．感音難聴の確認および内耳障害と後迷路性の障害との鑑別診断のために行うべき検査について概説する．

純音聴力検査と語音聴力検査 ………………………………… 杉尾雄一郎　**24**

難聴患者の診療では純音聴力検査に加えて語音聴力検査が施行される．これにより聴覚の状態が明らかになるほか，後迷路性難聴や機能性難聴などの診断にも有用である．

編集企画／小林一女
昭和大学教授

Monthly Book ENTONI　No. 253/2021. 1　目次

編集主幹／小林俊光　曾根三千彦

補聴器適応決定のポイント ……………………………………… 鴫原俊太郎ほか　**30**

補聴器装用者の聴覚の状態を的確に診断することは装用指導，聴覚リハビリテーションの観点から極めて重要である．聴覚検査を的確に施行し，患者状況をよく観察して正確な状態把握につとめる．

人工内耳適応決定のポイント ……………………………………… 白井　杏湖　**37**

最新の適応基準に則り，成人，小児の CI 適応決定のポイントとして，高度難聴例に対する CI，両耳装用や術側選択，遺伝学的検査を含めた術前検査内容について解説する．

乳幼児聴覚検査のポイント ……………………………………… 仲野　敦子　**43**

乳幼児の聴覚検査は，他覚的検査も含めて複数の検査を実施する必要があるが，児の発達と検査の目的を考慮して検査の時期や方法を選択して実施あるいは精査機関に紹介する．

新生児聴覚スクリーニング refer 児の検査 ……………………… 片岡　祐子　**49**

新生児期，乳幼児期早期の児では自覚的聴力検査と他覚的聴力検査を併用し，複数回実施し，総合的に聴力レベルを評価することが重要である．

純音聴力検査結果の信頼性を疑う場合の対応 ………………… 大石　直樹　**55**

小児に対する検査の実際および機能性難聴に対する診断のポイントについて解説した．機能性難聴は依然として診断困難例もあり，症例によっては慎重な対応が求められる．

Key Words Index ………………………………… 前付 2
Writers File …………………………………………… 前付 3
FAX 専用注文書 ………………………………………… 63
FAX 住所変更届け ……………………………………… 64
バックナンバー在庫一覧 ……………………………… 65
Monthly Book ENTONI 次号予告 …………………… 66

【ENTONI®（エントーニ）】
ENTONIとは「ENT」（英語のear, nose and throat：耳鼻咽喉科）にイタリア語の接尾辞 ONE の複数形を表す ONI をつけ，耳鼻咽喉科領域を専門とする人々を示す造語．

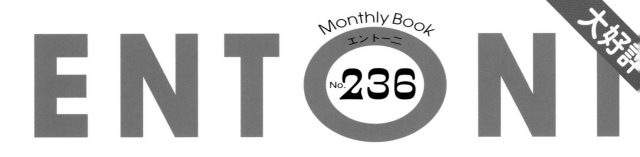

Monthly Book
エントーニ
ENTONI No.236

大好評

MB ENTONI No.236　2019年9月　増大号
174頁　定価5,280円（本体4,800円＋税）

早わかり！
耳鼻咽喉科診療ガイドライン，手引き・マニュアル―私の活用法―

編集企画　順天堂大学名誉教授　市川銀一郎

すでに精読した先生方は内容を再確認するため、またこれから読もうとする先生方にはまずその概略を知っていただくために、各分野に造詣の深い先生方に解説いただき、私の利用法も掲載！！

☆ CONTENTS ☆

＜小児滲出性中耳炎診療ガイドライン 2015＞　1．概略／2．私の利用法

＜小児急性中耳炎診療ガイドライン 2018＞　1．概略／2．私の利用法

＜ANCA 関連血管炎性中耳炎（OMAAV）診療の手引き 2016＞　概略と私の利用法

＜急性感音難聴診療の手引き 2018＞　概略と私の利用法

＜遺伝性難聴診療の手引き 2016＞　概略と私の利用法

＜人工中耳 VSB の使用マニュアル 2015＞　概略と私の利用法

＜急性鼻副鼻腔炎診療ガイドライン 2010 追補版＞　1．概略／2．私の利用法

＜急性鼻副鼻腔炎に対するネブライザー療法の手引き 2016＞　1．概略／2．私の利用法

＜嗅覚障害診療ガイドライン 2017＞　概略と私の利用法

＜アレルギー性鼻炎に対する舌下免疫療法の指針 2014＞＜アレルギー性鼻炎に対する免疫療法の指針 2011＞　1．概略／2．私の利用法

＜音声障害診療ガイドライン 2018＞　概略と私の利用法

＜甲状軟骨形成術 2 型におけるチタンブリッジの使用マニュアル 2017＞　概略と私の利用法

＜嚥下障害診療ガイドライン 2018＞　1．概略／2．私の診療

＜頭頸部癌診療ガイドライン 2018＞　1．概略／2．私のお勧め利用法

＜耳鼻咽喉科内視鏡の感染制御に関する手引き 2016＞　1．概略／2．私の利用法

＜耳鼻咽喉科健康診断マニュアル 2016＞　概略と私の利用法

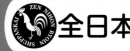全日本病院出版会　〒113-0033 東京都文京区本郷 3-16-4　Tel：03-5689-5989
www.zenniti.com　Fax：03-5689-8030

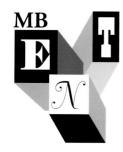

◆特集・聴覚検査のポイント─早期発見と適切な指導─

聴力正常とは

安藤喬明[*1]　樫尾明憲[*2]

Abstract　聴力は聴覚の諸機能の感度や精度を意味し，これを定量的に測定することは聴覚障害の診断，治療につながる．聴力を評価するときに一般的に用いられるのは純音聴力検査であり，日本では4分法で良聴耳聴力レベルが25 dB以上の場合を難聴と定義している．聴力に比して言葉の聴き取りが悪い病態として加齢性難聴や後迷路性難聴などがあり，病歴からこれが疑われる場合には語音聴力検査を併用する．語音聴力検査では語音了解閾値と最高語音明瞭度に着目する．語音了解閾値が純音平均聴力レベルと比べて大きく低下している場合には，後迷路性か中枢性と考える．最良語音明瞭度は80%未満になると日常生活に支障をきたし，50%以下だと会話が困難となり身体障害者福祉法4級とされ，社会補償の対象となる．聴力検査はいずれも聴力の一側面を表しているにすぎず，患者の訴えに基づき様々な視点で聴力を評価しようとすることが聴力正常か判断するうえで重要である．

Key words　聴力(hearing level)，純音聴力検査(pure-tone audiometry)，語音聴力検査(speech audiometry)，加齢性難聴(presbycusis)，後迷路性難聴(retrocochlear hearing loss)，補聴器(hearing aid)

はじめに

聴覚とは音響を受容し認知する機能のことを意味し，環境音の把握やコミュニケーションの基板となる感覚である．聴力はその聴覚の諸機能の感度や精度を意味し[1]，これを定量的に測定することは聴覚障害の診断，治療につながる．そのため，聴力の正常範囲について把握しておくことは実臨床において重要である．

聴力正常とは何かを考える場合，以下の2つの視点がある．

① 正常聴覚系(生理学的，形態学的に異常のない)が呈する聴力の範囲

② 聴覚障害に伴う日常生活面での不自由が生じない

患者は主に②の視点での問題を抱えているが，後述する純音聴力検査では主に①の視点から正常範囲が規定されている．ここで注意したいことは，純音聴力検査はあくまで聴力の一側面をみているに過ぎず，純音聴力検査で正常であっても，②の視点からは必ずしも聴力が正常とは限らない場合があることである．加齢性難聴やauditory neuropathy，APD(auditory processing disorder)などである．正常聴力の基準を補完する検査として実臨床で普及しているものは数少ないが，代表的なものとしては語音聴力検査があり，②の視点により着目した検査である．本稿では，純音聴力検査と語音聴力検査の正常範囲について述べる．

純音聴力検査

純音聴力検査とは受話器から気導的・骨導的に発せられる純音を用いて被験者が聴取できる最小の音圧を測定する方法であり，簡便であることから広く普及している．聴覚医学会によれば，聴力と

[*1] Ando Takaaki, 〒102-8798 東京都千代田区富士見2-14-23　東京逓信病院耳鼻咽喉科
[*2] Kashio Akinori, 東京大学医学部耳鼻咽喉科・頭頸部外科学，講師

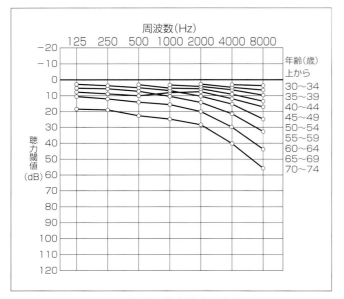

図1. 加齢に伴う聴力の変化

は狭義には純音聴力検査の最小可聴値を意味し[1]，ここからも聴力検査の中心的な役割を占めていることが読み取れる．この検査は，伝音難聴と感音難聴を区別できる点でも重要であるが，難聴の程度を把握できるという点に本稿では着目したい．

聴力を測定する際には JIS 規格に基づき，18〜30 歳の十分な数の耳科学的に正常な男女の耳の等価閾値音圧レベルの平均値または最頻値を基準としている[2)3]．

聴力の重症度分類としては国際的には WHO による定義が一般的に用いられている．純音聴力検査にて 500, 1000, 2000, 4000 Hz の聴力レベルの単純平均が 26 dB 以上の場合（聴力に左右差があった場合は聞こえのいいほうの値をとる）を難聴と定義している．さらに細分化すると，26〜40 dB は slight，41〜60 dB は moderate，61〜80 dB は severe，81 dB 以上は profound impairment と定め，41 dB 以上の難聴を生活に支障をきたす難聴としている[4]．

日本では 4 分法を用いて聴力を評価するのが一般的である．平均聴力レベル＝(500 Hz＋1000 Hz×2＋2000 Hz)/4 と計算する．計算方法は WHO とは異なるが，会話音域に着目しているという点で共通している．25〜39 dB までを軽度難聴，40〜69 dB を中等度難聴，70〜89 dB を高度

難聴，90 dB 以上を聾と定義している[5]．難聴対策委員会では，平均聴力レベル 25 dB は正常耳の純音聴力閾値平均±3 SD の範囲に相当することから正常聴力の値として矛盾しないと結論づけている[6]．ただ，この基準は若年健聴者の聴覚機能を基準にして表されており[1]，加齢性変化に伴い聴力が悪化する[7]高齢者においては純音聴力閾値が多少悪くても聴力異常とする必要はないと思われる．

聴覚医学会によれば日常生活では聴力障害の程度により以下のような支障が生じる[8]．

軽度難聴では小さい音や騒音下の聴き取り困難を自覚し，中等度難聴では普通の大きさの声での会話の聞き間違いや聴き取り困難を自覚する．高度難聴では非常に大きい声か補聴器を用いないと会話が聞こえない．しかし，聞こえても聴き取りには限界がある状態である．重度難聴では補聴器装用でも聴き取れないことが多い状態である．身体障害者福祉法では，両耳の聴力レベルがそれぞれ 70 dB 以上のもの，もしくは一耳の聴力レベルが 90 dB 以上，他耳の聴力レベルが 50 dB 以上のものを 6 級，両耳の聴力レベルがそれぞれ 80 dB 以上のものを 4 級，両耳の聴力レベルが 90 dB 以上のものを 3 級，100 dB 以上のものを 2 級としており，それぞれ社会補償の対象となる．

加齢性難聴

加齢に伴う聴覚障害では，末梢聴覚，中枢聴覚，認知の 3 つの機能が複合的に障害されている[9]．個体差が大きく，一般に加齢性難聴の発症や程度に影響する因子としては，遺伝要因の他，人種差，騒音曝露歴，喫煙，飲酒，糖尿病・循環器疾患などの合併，性ホルモンなどが挙げられている[10]．

老人性難聴では蝸牛性変化は 30 代から始まるといわれており[9]，聴力は年齢とともに高音域から閾値上昇[11)〜15]，難聴が進行するにつれて低音域から中音域も障害される[16]．聴力の進行は年をとるほど加速する傾向にある（図 1[9]）．

語音明瞭度は聴覚レベルに応じて悪化するが，高齢になるほど聴力レベルよりも悪化する傾向に

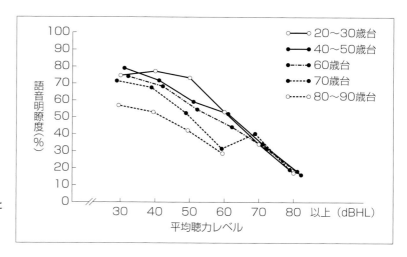

図2.
年代別における平均聴力レベルと
語音明瞭度の関係

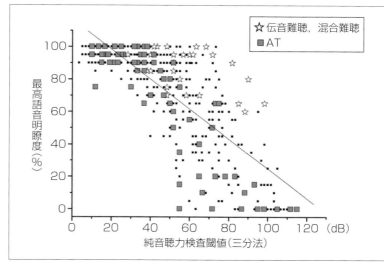

図3.
純音聴力検査閾値と最高語音明瞭度
の関係

ある(図2)[7]. この乖離は中枢性, 認知機能低下を反映すると考えられているため, 高齢者の聴力を正確に評価するために語音聴力検査も追加する必要がある.

語音聴力検査

語音聴力検査とは様々な音圧で語音を聞かせ, 正答率を調べることで, 言葉の聴き取りの能力を評価する検査である. 50%を超える最小の語音聴力レベルを語音了解閾値とし, 明瞭度のもっとも高い値を最高語音明瞭度としている. 語音了解閾値は, かつての規格では正常耳の平均値14 dB を基準としていた[17]が, 現規格[3]では14 dB に限らず, 語音検査材料の基準語音了解閾値レベル相当でよいが, 少なくとも14 dB の音圧レベルに調整可能でなければならないというように変更され

た. 検査手技が煩雑なため, 省略されることが多いが[18], 前述したとおり, 高齢者では純音聴力検査だけでは聴力を必ずしも反映しないため, 測定する意義がある. 同じように純音聴力検査と語音聴取能に乖離がみられるものとしては後迷路障害や心因性難聴があるが, この鑑別にも有用である. 社会生活の不自由度の指標として身体障害者福祉法の等級認定に用いられている他, 補聴器・人工内耳の適応・効果判定にも用いられている.

評価の際には語音了解閾値と最高語音明瞭度の2つに着目する.

語音了解閾値が純音平均聴力レベルと一致する場合は正常と考える. 通常は一致するが, 語音了解閾値が純音平均聴力レベルと比べて大きく低下している場合には後迷路性か中枢性と考える[19].

最高語音明瞭度は語音聴取能力を端的に示す指

標として重要である．正常耳や伝音難聴耳ではほぼ100％を示すが，感音難聴耳では様々な値となり，これは聴覚障害の程度を表す[20]．最高語音明瞭度80％以上が，日常生活で聴き取りに問題ないレベルとされている[6]．身体障害者福祉法では最良語音明瞭度が50％以下だと会話が困難となり，4級とされ，社会補償の対象となる．ばらつきは強いものの最高語音明瞭度と純音聴力閾値の間に一定の相関を示すという報告もあり，この相関と大きく乖離した最高語音明瞭度を示した場合に後迷路性難聴を疑う（図3）[21]．音圧を上げると語音明瞭度が下がる roll over 現象がみられることもあり，感音難聴を疑う所見である．

まとめ

以上，聴力の程度分類に役立つ検査として純音聴力検査と語音聴力検査の2つを紹介した．高齢者では加齢性難聴の性質上，純音聴力検査だけでは評価が不十分であり，本人の日常生活の支障を加味して，語音聴力検査の併用を検討する必要がある．純音聴力検査と語音聴取能に乖離がみられるものとしては，他に後迷路障害や心因性難聴がある．聴力検査はいずれも聴力の一側面を表しているにすぎず，患者の訴えに基づき様々な視点で聴力を評価しようとすることが聴力正常か判断するうえで重要である．

参考文献

1) 日本聴覚医学会：https://audiology-japan.jp/c/198/，2020/5/2 時点．
2) 松平登志正：JIS オージオメーターの改正について．Audiol Jpn, **52**：39-46, 2009.
3) 日本工業規格：JIS-T-1201-1：2020：聴覚検査機器—第1部：純音聴力検査及び語音聴覚検査に用いる機器．
4) 増田正次：高齢者の難聴．日老医誌, **51**：1-10, 2014.
5) 池田勝久：難聴．医学と薬学, **67**(3)：365, 2012.
6) 難聴対策委員会：正常聴力について（障害のない聴力）．Audiol Jpn, **60**：83-87, 2017.
 Summary 平均聴力レベル 25 dB 未満，最高

語音明瞭度 80％以上を正常聴力と定義する．
7) 前田知佳子：感音性難聴者における語音明瞭度と補聴器使用の年齢別検討．Audiol Jpn, **33**：215-219, 1990.
8) 日本聴覚医学会：https://audiology-japan.jp/cp-bin/wordpress/audiology-japan/wp-content/uploads/2014/12/a1360e77a580a13ce7e259a406858656.pdf，2020/5/2 時点．
9) 山岨達也：聴覚に関わる社会医学的諸問題「加齢に伴う聴覚障害」．Audiol Jpn, **57**：52-62, 2014.
 Summary 加齢に伴う聴覚障害では，末梢聴覚，中枢聴覚，認知が複合的に障害されており，統合的アプローチが必要となる．
10) Van Eyken E, Van Camp G, Van Laer L：The complexity of age-related hearing impairment：contributing environmental and genetic factors. Audiol Neurootol, **12**：345-358, 2007.
11) 内田育恵：加齢性難聴患者へのアドバイス．専門医通信, **116**：1144-1155, 2013.
12) 岡本牧人：老人性難聴の特徴．JOHNS, **5**：1723-1727, 1989.
13) 八木昌人，川端五十鈴，佐藤恒正ほか：高齢者の聴力の実態について．日耳鼻会報, **99**：869-874, 1996.
14) 立木 孝，笹森史朗，南吉 昇ほか：日本人聴力の加齢変化の研究．Audiol Jpn, **45**：241-250, 2002.
15) 下田雄丈：老年者における聴覚研究．日耳鼻会報, **98**：1426-1439, 1995.
16) 立木 孝，一戸孝七：加齢による聴力悪化の計算式．Audiol Jpn, **46**：235-240, 2003.
17) 竹内義夫：語音聴取閾値検査用数字語表における語音のレベル．Audiol Jpn, **34**：177-186, 1991.
18) 山下公一：語音聴力検査．Audiol Jpn, **51**：167-176, 2008.
19) 日本聴覚医学会（編）：聴覚検査の実際 改訂4版．南山堂, 2019.
20) 竹内義夫：日本語単音節語表選定規準に関する検討．Audiol Jpn, **28**：698-708, 1985.
21) 君付 隆，松本 希，柴田修明ほか：語音明瞭度と純音聴力検査閾値の比較．耳鼻と臨, **57**：158-163, 2011.
 Summary 最高語音明瞭度は純音聴力閾値の間に一定の相関を示し，この相関と大きく乖離した最高語音明瞭度を示した場合に後迷路性難聴を疑う．

MB ENT, 253：5-10, 2021

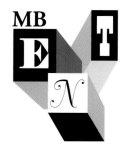

◆特集・聴覚検査のポイント―早期発見と適切な指導―

骨導値の見方，この骨導値は正しいか

佐野　肇*

Abstract　純音聴力検査は数ある聴覚機能検査の中でももっとも基本的な検査であるが，骨導閾値の測定は簡単ではなく様々な問題を理解しておく必要がある.
① マスキングの方法は確立されておらず，適切に行われていない場合もあり得る．その場合，測定された結果から陰影聴取，オーバーマスキングの可能性をある程度判断することができる．② 気骨導差の広い伝音難聴がある耳ではマスキングが困難であり，プラトー法を用いてもプラトーが存在しない場合がある．この場合は，左右別の骨導聴力を測定することができない．③ 感音難聴者（あるいは正常者）でも気導骨導差は必ずしも 0 ではない．他の聴覚機能検査を併用しないと伝音難聴と感音難聴の鑑別が困難な症例が存在する.

Key words　気導骨導差（air-bone gap），マスキング（masking），陰影聴取（shadow hearing），オーバーマスキング（over masking）

はじめに

　純音聴力検査は数ある聴覚機能検査の中でも極めて古典的な検査であるが，現在でも難聴の診断過程においてもっとも重要な役割を担っている．音が聞こえたら知らせるという簡単な検査であるので，その実施は総じて容易であると考えられがちであるが，聴覚閾値を可能な限り正確にとらえる必要があり，そのためには定められた方法に従って的確に施行する必要がある．さらに，両耳左右それぞれの耳での骨導閾値を測定するためには，ほとんどの場合に非検査側の耳をマスキングする必要が生じる．ところがマスキングの方法に関しては確立された方法が存在しないため，検査実施者は骨導聴力の測定に日々苦労している状況にある．確立された方法がないということは，絶対的に正しい測定を行える保証がないことを意味している．マスキングの方法以外にも骨導聴力検査の測定結果には様々な要因が包含されている可能性があり，各々の問題点をよく理解したうえで結果を解釈し判断していく必要がある.

骨導聴力検査の実施方法

　実施方法の詳細は成書を参考にしていただきたい[1]．ここでは概略のみ述べる．まず，骨導受話器の設置方法には乳突部と前額部の 2 種類がありいずれかを選択する．どちらを選択するかはマスキング法の選択とも関連する．一般には測定する耳の後部（乳突部）に骨導受話器を設置し，プラトー法というマスキング方法を用いることが多いと思われる．乳突部に骨導受話器を設置する際には髪の毛をはさまないように，また耳介に当たらないように注意する必要がある．プラトー法以外のマスキング方法としては，前額部に骨導受話器を当ててマスキングを行っていく ABC 法が存在する[2].

　各施設で行っているマスキングの方法（プラトー法，ABC 法，あるいはそれ以外）について正

* Sano Hajime, 〒 252-0374 神奈川県相模原市南区北里 1-15-1　北里大学医療衛生学部言語聴覚療法学専攻，教授

確に把握することと，結果が得られたマスキングのレベル（プラトー法ではプラトーが得られたレベルの範囲，ABC 法では骨導閾値を決定した時のレベル）をオージオグラムの欄外に記録しておくことが重要である．測定された聴力閾値とその時に付加されたマスキングのレベルから検査結果の妥当性を判断することができる．

測定された骨導閾値の妥当性の判断

測定された骨導閾値が誤ったものである場合，その原因は陰影聴取が起きているか，オーバーマスキングが起きているかのいずれかである．その点では，プラトー法で測定され明らかなプラトーが確認されていれば，その骨導閾値は陰影聴取でなく，かつオーバーマスキングでもないことが実証されていることになり正しいと判断できる．しかし，プラトー法は閾値測定の回数が多くなり被検者，検査者の双方に負担がかかることより，別の異なる方法を用いている場合も少なくないと思われる．例えば，ある単一のマスキングレベルを設定して測定しているような場合には，得られた結果からその妥当性を判断する必要が生じる．つまり，測定された聴力閾値に対して陰影聴取またはオーバーマスキングのいずれかの可能性があるかどうかを判断することになる．この判断は左右の気導閾値，測定された左右の骨導閾値，その骨導閾値を得たときのマスキング雑音のレベルからある程度の判断ができるがなかなか複雑である．どのように判断していくかについて例を挙げて説明していくが，その前提となる骨導聴力検査における基本事項を以下にまとめておく．

（1）骨導受話器の両耳間移行減衰量はほぼ 0 dB である．

（2）マスキング雑音は気導受話器から提示される．

（3）マスキング現象は主に内耳で起こる．

（4）マスキングされている耳では，マスキング雑音のレベル（実効マスキングレベル）から気導聴力レベルを引いた差（実効レベル）の量（dB）だけ

骨導閾値が上昇する．

（5）気導受話器でも骨導経由で対側の内耳に音が到達する．この場合の両耳間移行減衰量は約 50〜60 dB である．

上記のそれぞれの用語の詳細については成書[1]を参考にしていただきたい．（5）の現象は気導聴力検査においても陰影聴取が起こる原因になると同時に，骨導聴力検査の際のオーバーマスキングにも関与しており重要なのでよく理解しておく必要がある．

例 1（図 1）：陰影聴取の可能性を判断する

50 dB の固定レベルでのマスキングを行った場合の例を示す．両耳間移行減衰量には個人差があるが，気導受話器では 50 dB，骨導受話器では 0 dB と想定しておくと判断の誤りは少なくなると思われる．本稿ではこの値を採用してこの後の解説を行うことにする．

図 1-a は左右の気導聴力を測定した後に両耳の骨導聴力をそれぞれ対側耳に 50 dB のマスキングを付加して得られた値を記録している．この検査結果から左右それぞれの骨導値が正しいか否かを判断できるであろうか．まず，50 dB という実効マスキングレベルのノイズはオーバーマスキングを起こす可能性は実際上ないと考えてよいので陰影聴取の可能性についてのみ考えることにする．先に右耳の骨導値についてみると，左耳に 50 dB のマスキングを付加している状況で，0 dB で聞こえている．左耳の気導閾値は 30 dB なので 50 dB のマスキングノイズの実効レベルは 20 dB であり，もし左耳の真の骨導閾値が 0 dB であったとしても 20 dB までマスキングされるはずであるから，0 dB で聞こえた耳が左であるという可能性は否定してよいと思われる．つまり，陰影聴取の可能性はなく正しいと判断できる．

では，左耳はどうであろうか．右耳に 50 dB のノイズを付加して 10 dB で聞こえている．右耳の気導閾値は 40 dB であるから実効レベルは 10 dB である（図 1-b-①）．右耳の骨導閾値は 0 dB なの

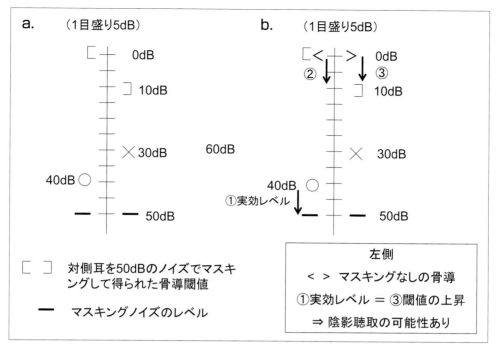

図 1. 例 1：50 dB の固定マスキングで骨導閾値を測定した場合の例
気導閾値と得られた骨導閾値の結果を合わせて陰影聴取の可能性を判断する

で（先ほど正しいことは確認できている），このノイズを付加されたときの右耳の骨導閾値は 10 dB になっている（図 1-b-②）．つまり，10 dB で聞こえたと反応した値は右耳で聞いた陰影聴取の可能性があるということになる．よって，この左耳の骨導閾値 10 dB という結果はこの検査からは正しいとは判断できない．左耳の真の骨導閾値は 10〜30 dB の間に存在する可能性があり，いずれの場合でも測定結果は同じになる．

このような判断を周波数毎に行っていくことは実際上かなり難しいと思われる．マスキングなしの骨導値を測定していて，その結果も記載されている場合にはもう少し判断がしやすくなる．同じ例でマスキングなしの骨導値を測定し，その結果を記入したのが図 1-b である．右耳の骨導検査については，マスキングなしで 0 dB，マスキング 50 dB でも 0 dB で聞こえているのでプラトーとなっていて正しいことが確認できる．左耳についてはマスキングなしで 0 dB であったのに対し，マスキング 50 dB で 10 dB と閾値が上昇しており，実効レベル＝閾値上昇の関係が成立しているので陰影聴取の可能性があると判断できる．

例 2（図 2）：オーバーマスキングの可能性を判断する

陰影聴取を避けるためには強いマスキングノイズのレベルが必要になることがある．図 2-a のグラフは，両耳で気導閾値が上昇している例に対して十分に有効であると思われる 90 dB のマスキングノイズを付加して測定した骨導聴力閾値が示されている．この骨導閾値は正しいと判断できるであろうか．ここではオーバーマスキングの可能性について考えてみることにする．まず，右耳の骨導検査結果についてみると，左耳に 90 dB のマスキングを付加して骨導閾値は 40 dB となっている．左耳へ不可された 90 dB のマスキングノイズは両耳間減衰量 50 dB を引いた 40 dB が頭蓋骨を介して右耳の内耳に到達しているので，右耳の真の骨導閾値が 40 dB 未満であった場合にはマスキングされている可能性がある．つまり，オーバーマスキングの可能性があるので正しいとは判断できない．左耳の骨導検査についても同様にオーバーマスキングの可能性が考えられる．たとえば，真の骨導閾値が図 2-b のグラフのとおりであっても，90 dB でマスキングを行えば a のグラ

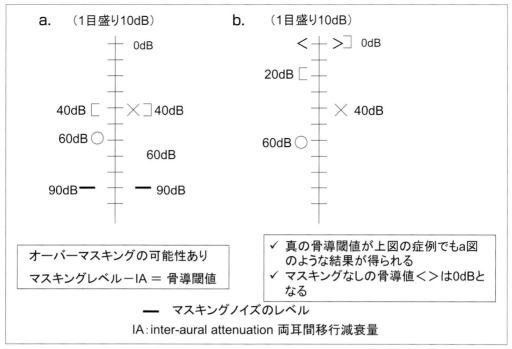

図 2. 例 2：90 dB の固定マスキングで骨導閾値を測定した場合の例
気導閾値と得られた骨導閾値の結果を合わせてオーバーマスキングの可能性を判断する

フのような結果になる．この際マスキングなしの骨導値（グラフでは＜＞で示している）が記録されていれば，図 2-a のグラフの測定値が誤りであることはすぐに判断できる．

マスキングが困難な症例の存在

先にも述べたとおりプラトー法で測定され明らかなプラトーが確認されていれば，その骨導聴力は正しいと判断することができる．しかし，症例によってはプラトーが存在しない場合がある（図3）．こうした現象は気骨導差の大きい伝音難聴が存在するときに生じる．マスキングしようとしている耳に最大の（気導受話器の両耳間移行減衰量と等しい）気骨導差が存在する場合，有効なマスキングノイズを加えると反対の検査側の内耳にも同じマスキング効果がもたらされてしまう（気導受話器から提示されたノイズは骨導経由で対側の内耳に到達する）ため，有効な最小のマスキングノイズのレベルを付加すると同時にオーバーマスキングが生じる可能性がある．特に，検査耳にも伝音難聴がある場合には骨導閾値が低いためオーバーマスキングが起こりやすくなる．このような

場合には，非検査側のみに有効なノイズレベルが存在しないので左右別に骨導閾値を求めることは不可能になる．このような症例ではマスキングなしの骨導聴力のみが測定可能となり，その値は左右不明のどちらか良い側の骨導聴力値に相当することになる．

気導骨導差の判断についての注意点

聴力正常者や感音難聴者では気導聴力閾値と骨導聴力閾値の差はない．したがって，気導聴力と骨導聴力に差（気導聴力＞骨導聴力）があれば伝音難聴が存在する，と判断することが純音聴力検査の結果を解釈するうえでの重要な基本である．ところが「聴力正常者や感音難聴者では気導聴力閾値と骨導聴力閾値の差はない」という命題は現実的には誤差も含めて個々の症例において厳密に成立するわけではない．元々骨導聴力閾値は気導聴力閾値と比較して個人差がより大きいので正常者の集団に対して正確に測定しても気導聴力より良くなったり，逆に悪くなったりすることがある．実際の臨床検査では，さらに測定誤差も加わるのでそのばらつきはより増加すると考えられる．実

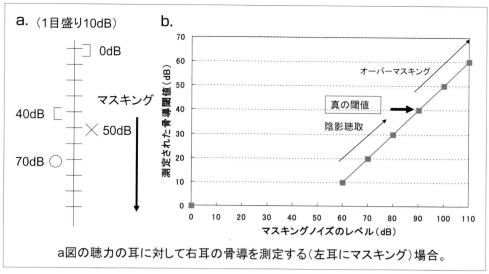

a.（1目盛り10dB）

0dB

マスキング

40dB
× 50dB

70dB ○

b.

a図の聴力の耳に対して右耳の骨導を測定する（左耳にマスキング）場合。

図 3. 骨導閾値が決定できない例

真の左右の聴力がこのa のような症例で，左耳にマスキングして右耳の骨導を測定する場合を考える．この場合，プラトーが存在せず右耳の骨導閾値は決定できない．右耳の骨導は20〜60 dB の間のどこにあっても同様の結果になる．気導受話器のIA（両耳間移行減衰量）＝50，骨導受話器のIA＝0 として計算している

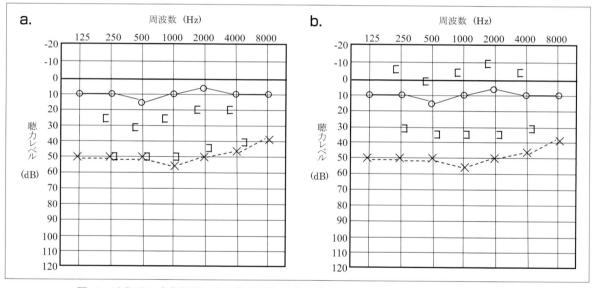

図 4. 正常耳や感音難聴でも気導閾値と骨導閾値に差がある場合のオージオグラムの例
骨導閾値は気導閾値より悪くなる場合(a)と良くなる場合(b)とがある

際に正常者において気骨導差が10 dB 以内に入る確率は80％程度に過ぎず，最大で20 dB 程度までの差が生じることが報告されている[3]．したがって，気骨導差のみから伝音系の聴力損失を評価することにはある程度の慎重さが必要であり，他の聴覚機能検査結果や局所所見などを総合して判断していくことを常に念頭におくべきである．図 4

に気骨導差のみに基づいた判断を行うと誤った診断に導かれる可能性があるオージオグラムの例を示した．図 4-a は，気導閾値が正常な右耳において骨導閾値が上昇している．これはもちろん感音難聴があるわけではなく，正常者のばらつきの範囲内で骨導閾値が平均よりも上昇していることによっている．このような場合は，対側の左耳にも

同様の傾向が存在する可能性が高く，骨導閾値を右耳の気骨導差分低く補正（オージオグラムの上方へ移動）して考える必要がある．つまり，このオージオグラムでは左感音難聴と診断されることが多いと思われるが，混合性難聴の可能性も考えられる，ということになる．なお，この右耳のオージオグラムのように骨導閾値が気導閾値よりも悪い結果になった場合，検査者も耳鼻咽喉科医もこれは不適切な測定による誤った測定値であると考えがちであるが，正しく測定しても最大20 dB 程度まではこのようなことが起こり得るということを知っておく必要がある．図 4-b は，逆に骨導閾値が気導閾値より良い場合である．図 4-a の左耳は混合難聴の所見を呈しているが，この場合には骨導閾値を下方（悪いほう）にずらして考える必要があり，実際には感音難聴である可能性が考えられる．

参考文献

1) 日本聴覚医学会（編）：聴覚検査の実際　改訂 4 版. 南山堂, 2017.
2) 竹内義夫：骨導聴力検査におけるマスキング法―ABC マスキング法の提言―. 日耳鼻会報, **95**：1744-1758, 1992.
   Summary 左右の気導閾値とマスキングなしの骨導閾値より，適切なマスキングレベルを理論的に計算して検査を行い，得られた閾値よりその妥当性を検討する，というフローチャートに従った新しいマスキング法を提言した論文.
3) 竹内義夫，鈴木淳子，米田　敏：聴力正常者の気骨導差について. Audiol Jpn, **37**：295-299, 1994.
   Summary 聴力正常者を対象に気導聴力閾値，骨導聴力閾値を測定し，その差の分布を検討した論文. 対象の 20％は気骨導差が 10 dB を超えており，最大で 20 dB の差が認められた.

MB ENT, 253：17-22, 2021

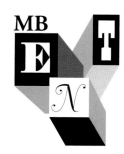

◆特集・聴覚検査のポイント―早期発見と適切な指導―

感音難聴　内耳障害の診断

原田竜彦*

Abstract　純音聴力検査で感音難聴の診断が得られた際の検査として，感音難聴の確認およ
び内耳障害と後迷路性の障害との鑑別診断のために行う検査について概説した．蝸牛の生理的活
動を直接的に電気的ないしは音響的にとらえる方法として蝸電図検査と耳音響放射検査を，蝸牛
障害に特徴的な聴覚現象である補充現象を用いた聴覚検査として ABLB 検査，SISI 検査，Metz
test について取り上げた．無侵襲で音響測定のみで測定可能な耳音響放射検査が感音難聴が認め
られた場合の確認検査としてはスタンダードな検査となっているが，外耳・中耳に問題がある場
合は耳音響放射検査を用いることができないため，ABLB 検査や SISI 検査などの検査も必要時に
は施行・指導ができるようにしておくことが重要である．

Key words　耳音響放射(OAE)，誘発耳音響放射(TEOAE)，歪成分耳音響放射(DPOAE)，
ABLB 検査(ABLB test)，SISI 検査(SISI test)，Metz test

はじめに

　純音聴力検査で骨導閾値が上昇していれば感音
難聴(もしくは混合性難聴)と分類されるが，これ
には内耳(蝸牛)の障害である内耳性難聴とこれよ
り中枢の障害による後迷路性難聴が含まれる．感
音難聴の多くの場合は内耳性難聴であるが，後迷
路性難聴との鑑別が必要な場合，そして骨導聴力
閾値の信頼性が低く純音聴力検査では感音難聴と
確定できない場合には追加で検査を行うことを考
慮する必要がある．

　内耳機能の評価のための検査には，蝸牛の生理
的活動を直接的に電気的もしくは音響的にとらえ
る方法および蝸牛の機能が障害されたことにより
生じる聴覚現象をとらえる方法が用いられる．前
者には蝸電図検査と耳音響放射(otoacoustic emi-
ssion；OAE)検査が，後者には補充現象を評価す
るための聴覚検査がある．

蝸牛障害と OAE・補充現象

　聴覚の情報処理における蝸牛の役割は，音によ
り生じた振動を蝸牛構造により周波数ごとに仕分
け，それぞれの周波数の領域ごとに外有毛細胞の
能動運動により音が大きくなるとともに増幅の程
度が小さくなる非線形的な圧縮増幅を行い，内有
毛細胞が振動を神経活動に変換することである．
これにより幅広い周波数と音圧の音の聴取が可能
となっている．蝸牛が障害されることで非線形的
な圧縮増幅が起こりにくくなり，その結果，外有
毛細胞の能動運動に伴い発生する OAE が減弱・
消失し，聴覚閾値上での音圧変化に対する自覚的
な音の大きさ(ラウドネス)の変化が大きく感じら
れる補充現象(リクルートメント)が生じる．

電気的・音響的測定による蝸牛機能検査

1．蝸電図検査

　音刺激により蝸牛からの活動電位をとらえる検

---

* Harada Tatsuhiko，〒 413-0012 静岡県熱海市東海岸町 13-1　国際医療福祉大学熱海病院耳鼻咽喉科，教授

査である．1930年代より音響聴取時の蝸牛内の電位変化の測定が開始されたが，1967年に本邦のYoshieら[1]による蝸牛外電位測定およびAranら[2]による鼓室内電位測定により臨床検査として確立された．その後に侵襲性が少ない聴性脳幹反応（ABR）検査が登場し，臨床での活用は稀となった．1990年代にはメニエール病の診断目的に活用が広がったが，これについても近年内リンパ水腫への画像診断の普及により活用頻度は低下している．しかし，当初からの術中モニタリングとしての活用の継続はされており，auditory neuropathyなど内有毛細胞と蝸牛神経レベルの障害評価への活用も期待されている[3]．

測定には，外耳道深部や鼓膜表面に電極を留置する，ないし鼓膜穿通用針電極を鼓室岬角に固定し，対極を耳朶ないし耳後部に留置する．トーンバーストやクリックなどの短音刺激で2,000回程度反復刺激し刺激開始後5ミリ秒程度の短時間の記録電位を加算平均する．鋭い振幅ピークを示す複合活動電位と刺激音の振幅波形と同期する蝸牛マイクロホン電位，緩やかな基線変動として現れる蝸牛電位の3つが複合した波形が得られる．

2．耳音響放射検査

OAEは1978～1980年にかけてKempが報告した蝸牛内の振動が外耳道内で音響としてとらえられる一連の現象である[4][5]．臨床検査としては，刺激音響なしで音響がとらえられる自発自音響放射，クリックなどの短音刺激後一定の潜時を持って音響が記録される誘発耳音響放射（transient evoked OAE：TEOAE），2つの異なる周波数の刺激音で同時刺激すると刺激音に対する歪成分の音響が検出される歪成分耳音響放射（distortion product OAE：DPOAE）の3種類が用いられている．このうち，TEOAEとDPOAEは正常機能を有する蝸牛ではほぼ確実に検出される一方，蝸牛機能が障害されると消失するため，他覚的で無侵襲な蝸牛機能評価法として広く活用されている．

OAEの測定および評価に際しては，外耳・中耳に異常がないこと，外耳道が密閉された状態で測定されていること，体内外の雑音の少ない状態で測定されていることを考慮する必要がある．これらが満たされていて，TEOAEやDPOAEが検出できない場合は外有毛細胞機能に障害があると判断する．

TEOAEはクリックやトーンバーストの短音刺激を行い，刺激開始後20ミリ秒程度までの音響波形を記録し，200回以上の反復刺激を行い波形を加算平均し雑音成分を低減する．蝸牛基底板において内耳窓側が高周波音に対する特徴領域，蝸牛頂側が低周波音に対する特徴領域となっていることから，OAEも高周波音ほど短い潜時で記録される．このため，クリック刺激によるOAE波形を評価する場合，正常聴力耳では刺激開始後高周波成分からしだいに低周波成分が主体の波形に変化する波形となる（図1）．

DPOAEは，2つの異なる周波数（通常低いほうの音の周波数をf1，高いほうをf2とする）で同時に刺激した際の外耳道内の音響を記録して，周波数が2f1-f2となる成分（歪成分）の大きさを測定する．この歪成分の大きさは，主に周波数f2の高さの音に対する蝸牛機能を反映していると考えられている．2つの刺激音の周波数比（f2/f1）は1.22付近，音圧はf1の音圧をf2の音圧より10 dB程度大きくした場合にOAEはもっとも大きくなることが知られており，通常はこのような刺激条件で測定を行う．臨床での測定では，一定の音圧（f1が70 dBSPL，f2を60 dBSPLなど）で，周波数比を固定して周波数を変えながら広い周波数で測定を行うDPgram測定を行うのが一般的である．結果判定では，対象となる2f1-f2成分がその近傍の周波数成分の平均値より一定（6 dBないし10 dB）以上大きい場合に有意なOAEの検出と判断することが多い（図2）．

補充現象を用いた内耳障害の評価法

1．ABLB検査（alternate binaural loudness balance test，バランステスト）

一側耳が正常である場合に，難聴耳のラウドネ

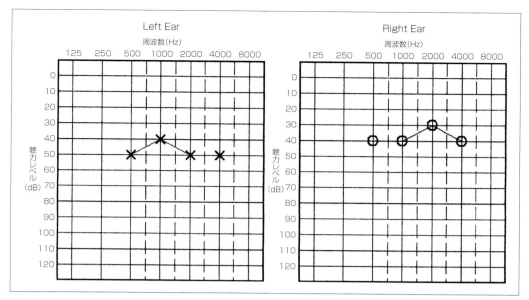

図 3. 症例 1 の ASSR
右耳は 40 dB，左耳は 40～50 dB 程度で反応が得られた

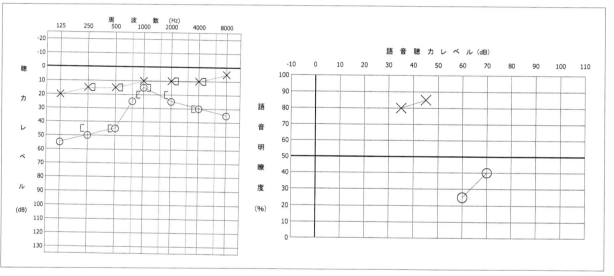

図 4. 症例 2 のオージオグラムとスピーチオージオグラム
右耳の 4 分法平均聴力レベルは 25.0 dB だが，最高明瞭度は 40% である．純音聴力検査の結果と比較して，
語音聴力検査の結果が不良である

めなかった．純音聴力検査で右耳は 4 分法平均聴力レベル 25.0 dB の感音難聴であった．左耳は正常聴力であった（図 4）．語音弁別検査を施行したところ，右耳の最高明瞭度は 70 dB で 40% であった．純音聴力検査で右耳は軽度の感音難聴を呈するのみであったが，それと比較して最高明瞭度は著しく低下していた．これは脳梗塞により中枢の聴覚伝導路が障害されたためと考えられる．このように蝸牛神経や中枢神経系の障害による後迷路性難聴症例では，純音聴力検査の結果と比較して語音弁別検査の結果が不良である場合が多い．また，本症例のように明らかな中枢神経系の疾患の既往がない老人性難聴症例においても，後迷路性障害の程度が強ければ最高明瞭度は低下する．患者が難聴を訴えた場合，単純に「小さな音が聞こえなくなった」というだけではなく，「声は聞こえるが会話の内容が理解できない」ということがある．難聴患者を診察する際には詳細な問診を行う

とともに会話の理解の程度も細かく観察し，その評価には純音聴力検査とともに語音聴力検査を併せて施行するのが望ましいと考えられる．

文 献

1) 原　晃，和田哲郎，小田　恂ほか：純音聴力検査．日本聴覚医学会（編）：48-62，聴覚検査の実際　改訂4版．南山堂，2017．
2) 西村忠己：純音聴力検査と語音聴力検査．JOHNS，27(5)：683-687，2011．
3) 西村忠己，細井裕司：語音聴力検査．JOHNS，24(5)：719-723，2008．
Summary　日常生活では聞こえた言葉の意味を理解できるかどうかが重要である．語音聴力検査は日常のコミュニケーションに用いられる語音を素材として用いる聴力検査である．
4) 佐野　肇：語音聴力検査．耳喉頭頸，88：379-385，2016．
Summary　語音聴力検査は純音聴力検査に次いで重要かつ必須の聴覚機能検査であり，どの施設でも施行される必要がある．
5) 橋本　誠，山下裕司：語音聴力検査．JOHNS，34(7)：827-831，2018．
Summary　ヒトにおいて聴覚の最大の役割は語音の聴取であり，語音聴力検査は聴覚能力を評価するうえで重要な検査である．
6) 日本聴覚医学会：聴覚検査法(2003)　2. 語音聴覚検査法．Audiol Jpn，46：621-637，2003．
7) 浅野和江，竹内義夫，伊保清子ほか：スピーチオージオグラムのロールオーバーの検討．Audiol Jpn，41：367-368，1998．
8) 日本聴覚医学会：補聴器適合検査の指針2010．Audiol Jpn，53：708-726，2010．

ENTONI
Monthly Book

エントーニ

編集主幹

小林　俊光（仙塩利府病院耳科手術センター長）
曽根三千彦（名古屋大学教授）

通常号定価 2,750 円（本体 2,500 円＋税）

補聴器・人工中耳・
人工内耳・軟骨伝導補聴器
―聞こえを取り戻す方法の比較―

No. 248 （2020 年 8 月号）
編集企画／神田　幸彦（神田 E・N・T 医院院長）

**医師、言語聴覚士の立場から
リアリティー溢れる内容をお届け**

- 補聴器 update
- 人工中耳 ―最近の進歩―
- 人工内耳 ―最近の進歩―
- 補聴器の聞こえの特徴とは？
- 人工内耳の聞こえの特徴とは？
- 補聴器と人工中耳の聞こえの特徴の差
- 補聴器と人工内耳の聞こえの特徴に関する経験と考察
- 目の前の患者にどのようなケースの場合、補聴器を勧めるか
- 目の前の患者にどのようなケースの場合、
  人工中耳を勧めるか
- 目の前の補聴器の患者にどのようなケースの場合、
  人工内耳を勧めるか
- 軟骨伝導補聴器の開発とその後の進歩
- 軟骨伝導補聴器と従来の補聴器との違い、目の前
  の患者に勧めるコツ

耳鼻咽喉科診療の
新しいテクノロジー

No. 247 （2020 年 7 月号）
編集企画／池園　哲郎（埼玉医科大学教授）

**最新の技術を様々な切り口から
わかりやすく紹介**

- ビデオヘッドインパルス検査（vHIT）
- 人工中耳 VSB（Vibrant Soundbridge®）
- 術中持続神経モニタリング
- 鼓膜再生療法
- 甲状軟骨固定用器具　チタンブリッジ®
- 喉頭の 3 次元イメージング　超高精細 CT
- 内視鏡下甲状腺手術：video-assosted neck surgery（VANS 法）
- de Vinci 手術支援ロボットによる経口腔支援手術
  transoral robotic surgery（TORS）
- 移動型 CT および MRI 支援手術
- 改良型サクションキュレットと改良型笹木-
  ヤンゼン-ミドルトン鉗子

私の新しい耳鼻咽喉科
診療スタンダード
―10〜20 年前とどう変わったか―

No. 245 （2020 年 5 月号）
編集企画／本間　明宏（北海道大学教授）

**この 20 年間で大きく進歩した
疾患・診断・治療を解説**

- インフォームド・コンセントに関するあり方の変遷
- 遺伝性難聴の診断と進歩
- 耳鳴の診断と治療の進歩
- 内視鏡耳科手術の進歩
- 前庭疾患の診断の進歩
- 鼻内視鏡手術の進歩
- 睡眠時無呼吸障害の診断と治療の進歩
- 痙攣性発声障害の診断と治療の進歩
- HPV 関連中咽頭癌の診断と治療について
- 早期咽喉頭癌の診断と経口的切除術の進歩
- IgG 関連疾患の診断と治療の進歩

耳鼻咽喉科医に必要な
スポーツ診療の知識

No. 243 （2020 年 4 月号）
編集企画／大谷真喜子（和歌山県立医科大学講師）

**耳鼻咽喉科医に必要な
スポーツ診療の基本知識が満載**

- 運動療法
- ストレッチ
- ドーピングコントロール
- 障がい者スポーツ
- 運動誘発性疾患
- バランス
- スポーツと難聴
- スポーツ外傷
- スクーバダイビング
- 登山

全日本病院出版会　〒113-0033　東京都文京区本郷 3-16-4　Tel：03-5689-5989
www.zenniti.com　　Fax：03-5689-8030

MB ENT, 253：30-36, 2021

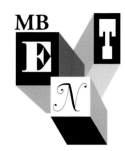

◆特集・聴覚検査のポイント─早期発見と適切な指導─

補聴器適応決定のポイント

鳴原俊太郎[*1]　木村優介[*2]

Abstract　補聴器は高価であり，以前はその機能も十分ではなかったため，両側装用の場合も含め，比較的厳しい適応基準が適用されていた．しかしながら，現在ではノンリニア増幅，オープンフィッテング，RIC(receiver in canal)技術の成熟により軽症者，装用困難者でもある程度適応可能となっている．補聴器装用を考える場合，装用者の聴覚の状態を的確に診断すること，装用開始後に補聴器特性と装用後の聴覚の状態を正確に把握することは装用指導，聴覚リハビリテーションの観点から極めて重要である．語音弁別能，不快閾値測定は重要な検査であるが，同時にばらつきがみられる検査であるので，患者状況をよく観察して正確な状態把握ができているかを考える．小児では他覚的聴力検査と聴性行動反応検査の結果を併用して補聴を勧めるが，児の発達状態との乖離が疑われる場合は他覚的聴力検査を施行すべきである．

Key words　純音聴力検査(pure tone audiometry)，語音聴力検査(speech audiometry)，不快閾値(uncomfortable level)，条件詮索反応聴力検査(conditioned orientation response audiometry)，視覚強化式聴力測定(visual reinforcement audiometry)，聴性定常反応(auditory steady state response)

はじめに

近年の補聴器技術およびリハビリテーション技術の進歩と高齢者認知機能への難聴の影響，小児中等度難聴への補聴器支援制度により，補聴器の適応は拡大しており，以前にみられたような軽度の難聴に補聴器は必要ないという指導は大幅に減少したと考えられる．しかしながら，補聴器装用が容易ではない難聴者は依然として存在し，このような患者をどのように鑑別し，対処すればよいかは未だ大きな問題である．この稿では聴力検査からみた補聴器適応について述べる．

聴覚検査からみた補聴器の適応

補聴器の適応は現在ではコミュニケーション障害にとどまらず，実生活の聴覚活用に不便さを感じるならば適応があるといってよい．それゆえ補聴器を実際に装用してみて実生活で試用し，装用者の希望に沿うかどうかを確認することがもっとも重要であるが，これに加えて装用者の聴覚障害を正しく評価して装用時の状態を予想し，装用者に伝えておくことが必要である．補聴器の適応を聴覚障害評価の観点から決定する場合，基幹となるのは純音聴力検査，語音弁別能検査であり，さらに不快閾値(uncomfortable level；UCL)，快適閾値(the most comfortable level；MCL)の測定，その他，難聴の性質を検索する検査を追加して判断する(表1)．

1．純音聴力検査

純音聴力検査の結果で補聴の対象となるのは良聴耳平均聴力 40 dB HL 以上の難聴とされている[1]．しかしながら，現在ではオープンフィッテ

*1 Shigihara Shuntaro，〒173-8610 東京都板橋区大谷口上町30-1　日本大学医学部耳鼻咽喉・頭頸部外科学分野，診療准教授
*2 Kimura Yusuke，同，助手

表 1. 聴覚検査からみた補聴器の適応

	一般的適応	就労者，小児	両側装用
純音聴力検査	良聴耳 40 dB HL 以上	良聴耳 35 dB 以内も可	左右差 30 dB HL 以内
語音聴力検査	60 dB HL で 80％以下 弁別能 60％以下で支障あり	制限なし	弁別能左右差 20％以内
雑音負荷語音明瞭度 （音場検査）	SN 比＋10 で語音明瞭度弁別能 低下 20％以内		一側装用時と比較し語音 弁別能が低下しない

上記の適応は一応の目安であり，患者の希望があり，装用により効果が実感できる場合は制限しない

ングなど補聴器の進歩によりごく軽度の難聴であっても対応が可能となっており，就労者で会議においてわずかな聞き落しも問題となる場合や，学習面での利点がみられ小児では閾値が 35 dB HL 以内でも対象となる[2]．補聴器の適応を考える場合，通常純音聴力検査では両側耳聴力の差は少なく，聴力検査を施行するうえで問題となるマスキング量決定に問題は少ないが，両側耳に気導骨導差がみられる場合にはマスキングが不足または過剰になりやすいので，適正なマスキング量が与えられ，正確な聴力閾値が得られているかをよく検討する必要がある．

純音聴力閾値の誤りは，そのまま不完全な補聴器フィッテングにつながる．特に，検査をうまくできない可能性のある高齢者や小児ではこの点に十分注意を払う必要があり，時間をかけた反復施行が基本である．対面での会話と聴力検査結果に整合性がみられないなど純音聴力検査の結果に疑義がある場合には耳音響放射（OAE），聴性脳幹反応（ABR），聴性定常反応（ASSR）などの他覚的聴力検査，語音了解度閾値などを併用し確認する．数字を使用する語音了解度閾値は通常のオージオメータですぐに施行できるので，日本語への親密度が低い患者でも施行できる．

純音聴力検査上の聴力像も装用の難度に影響を与える．装用が容易なタイプとして高音漸傾型が挙げられ，逆に谷型，低音障害型，高音急墜型が困難な例とされる．こうした困難例でもデジタル補聴器では対応可能であるが，高音急墜型で特に高音域の閾値が高い場合に，補聴器では高音域出力の問題で対応できないことがあり，残存聴力活用型人工内耳も考慮する．また，聴力像にディップがある場合もフィッティングが難しくなるが，た

とえば騒音性難聴では閾値上昇は 4 kHz のみならず 3～6 kHz の間で生じるため，ディップがオクターブオージオグラム（通常のオージオグラム）では検出されないこともある．この場合は 3 k，6 kHz の聴力閾値も測定するとより詳細に聴力像を把握できる．

2．UCL 測定

現在の補聴器特性の初期設定は純音聴力のみで決定されることが多いが，これだけでは補聴器をそのまま使用することはできない．補聴器特性の調節において特に障害となるのは聴覚過敏と語音弁別能の不良である．

聴覚過敏は難聴が軽度であってもみられ，装用者が補聴器装用を中断する大きな要因である．近年の補聴器のノンリニア増幅，騒音抑制機能の充実により聴覚過敏による装用の難度は低下しているが，こうした機能は補聴器購入価格（機種）により変わり，また使用する環境により影響されるので，必ずしも十分に対応できるとはいえない．装用者の聴覚過敏の訴えを重視するあまり利得を下げる調整を行うと，音声理解に適切な利得が得られなくなり，結局は装用者の最大の希望である語音弁別の改善に大きな負の影響を与える．聴覚過敏の程度を把握するには UCL・MCL 測定またはラウドネス測定や SISI（short increment sensitivity index）検査，自記オージオメトリー検査により検討するが，通常の場合 UCL 測定を追加し，補聴器出力が大きい場合の不快感を検討する．

UCL 測定は検査自体容易であるが，検査自体に音響外傷を起こす可能性があり，またこうしたラウドネス検査は比較的結果のばらつきが多く，特に高齢者，小児の場合は純音聴力検査以上に信頼性に問題がある．この点をよく留意して補聴器特

性の決定に使用する必要がある．補聴器調整上は最大出力を UCL 以下とするが，信頼性のない UCL 測定値を使用して，低すぎる最大出力の設定を行うと十分な語音聴取ができなくなる恐れがある．

もちろんこうした検査は適応決定時のみではなく，装用の過程で問題を生じた際に行ってもよい．聴覚過敏自体は音響療法の対象となり，積極的なカウンセリングと装用指導を行うことにより中枢の可塑性の変化により改善することが期待される．

3．語音聴力検査

良好な語音弁別能（最高語音明瞭度）は補聴器装用者の最大の希望であり，良聴耳が語音音圧 60 dBHL における明瞭度が 80％以下の場合に補聴器装用が望ましいと考えられる．この程度の場合，補聴器による増幅によって良好な語音弁別が得られるが，通常純音聴力の閾値が上昇するにつれて語音弁別能は反比例して低下する．さらに，語音弁別能は補聴器装用により改善がみられる場合もあるが，騒音下の語音弁別能が低い場合も含め，補聴器装用により弁別能が低下する場合が 2〜30％みられるとの報告もあり考慮すべきである[3]．語音弁別能が 60％以下の場合は基本的に補聴器装用下においても会話言語のみで，すべての言語コミュニケーション情報を聞き落しなく把握することは難しく，40％以下では困難となる[4]．そのため，SN 比を上昇させる周辺機器で音声情報を補うか，視覚によるコミュニケーション手段の併用が必要となることを装用者にあらかじめ周知させる．しかしながら，補聴器装用下語音明瞭度は前述の音響過敏に対するのと同様に聴覚リハビリテーションにて改善する可能性があるため，この問題を強調しすぎて装用者の意欲を削がないように注意する．

語音弁別能の検査で留意することは，その信頼性である．語音弁別能検査は多くの場合 57-S 語表か 67-S 語表を用いて行い，明瞭度曲線を検討する場合には 67-S 語表，弁別能を検討すべき時

には純音聴力閾値に 30 ないし 40 dB を加えた音圧で 57-S 語表を行う．57-S 語表を用いた場合，検査間のばらつきは多くの場合 8％以内となるが[5]，検査時間の関係で使用されることが多い 67-S 語表の場合には，検査結果がさらに 10％程度ばらつくので，結果の解釈に注意を要する．

語音弁別能が純音聴力閾値よりも著明に不良である場合には auditory neuropathy や迷路性難聴の可能性を考える．このような場合には ABR で反応が不良であることを確認し，人工内耳の装用を視野にいれる．

HINT（hearing in noise test）などの雑音負荷語音明瞭度検査は補聴器適合検査の指針 2010 にその施行手順が述べられている．静寂下語音明瞭度に対し，SN 比 + 10 dB（語音の音圧が雑音に比較して 10 dB 大きい）で明瞭度が低下する場合は補聴器装用が困難であることが予想される[6]．雑音負荷時の語音明瞭度は実生活上，特に就労年齢の装用者では使用する環境に近い状態と考えられるので，可能であれば施行すべき検査である．

小児の場合

小児の場合は，より積極的に補聴器装用が勧められる．新生児スクリーニングの普及によりごく早期に難聴が発見されるようになり，すべての患児のスクリーニングを 1 ヶ月以内，初期スクリーニングで異常がみられた児の確定診断を 3 ヶ月以内，介入開始を 6 ヶ月以内に行う「1-3-6 ルール」が提唱されている[7]．この場合，良聴耳の聴力閾値が正常より高いと考えられた場合には補聴器の適応となる．現在，小児中等度難聴への補聴器補助事業が広く行われるようになっており，一部高収入の場合を除き，難聴児の親の経済的負担は軽減したことから，原則として両側の装用をめざす．もちろん難聴の中には治療可能なものもあり，滲出性中耳炎がその典型例であるが，医学的加療は完全に難聴が改善するまでには時間を要することがあり，言語習得のための貴重な時間を浪費することを防ぐために，難聴の原因がはっきり

しなくても装用を進めるべきである．高度精神運動発達の障害を伴う場合においても児の応答の改善がえられ，言語獲得につながる場合があるので，効果が短期的にみられなくても装用を試みる．

　小児の補聴器適応を決める最初の聴力検査はABRまたはASSRによる閾値測定である．ABRは測定のしやすいクリック音を使用する限り高周波域聴力を測定することになるので，可能であればASSRを施行するか，トーンバーストを検査音として使用して低音域も評価する．こうした他覚的聴力検査はあくまで脳幹の反応であるため，これに聴性行動反応検査を追加して補聴器適応と特性を決定していく．条件詮索反応（COR）は4ヶ月程度で，視覚強化式聴力測定（VRA）が6ヶ月程度から施行可能となるので[8]，他覚的聴力検査の結果と合わせて補聴器装用に進む．VRAはCORのように音源をスピーカーに限定せず，視覚報酬を被検児の90°一方向のみに設置する方法で，音源定位を求めないためにより反応閾値測定に特化している．また，乳幼児に負担の少ないインサートイヤホンを使用することにより一側ずつの聴力測定も行える[9]．ただし，インサートイヤホンが装用できない例，または条件付けが成立しない場合，患児が振り向くための頸定が遅れて測定できないこともある．ABRはauditory neuropathyでは実際の聴力よりも反応が不良なので，OAE，COR，または児の観察と合わせて閾値に乖離がないかを確認する必要がある．CORの結果は正常または軽度難聴児では，児の年齢が低ければ閾値が高くなる傾向があり，また乳幼児の外耳道容積は小さいので，補聴器の調整を行う際は利得が大きくなりすぎないよう，また最大出力も抑える．装用開始後は補聴器装用下CORで装用状態を確認しながら利得変更するが，この際も聴力検査結果の信頼性については十分に留意する．よく知られいていることであるが，前庭水管拡大症，先天性サイトメガロウイルス感染症では聴力の悪化が起こりうる．また，小児は両耳装用が基本であるが，CORは基本的に良聴耳の検査であり，インサート

イヤホンを使用するVRAは必ずしもすべての施設でできるわけではないので，乳幼児聴力検査の結果で問題が疑われる時には，他覚的聴力検査を積極的に施行して確認を行う．

　小児の補聴を考える際に問題となるのが，滲出性中耳炎の存在である．内視鏡，顕微鏡を使った視診，聴性行動反応検査，ティンパノメトリー，画像にて治療の要否を判断するが，通常使用される226 Hzプローベのティンパノメトリーでは滲出液があっても正常のA型を示すことがあるので，注意を要する．生後12ヶ月以内の乳児では1000 Hzプローベを使用したほうが滲出液の陽性率が高いとされるが[7]，特定の検査機種のみが対応しており，本邦では施行頻度が低いと考えられる．

就労年齢者の場合

　高齢者に比較して両側の難聴者は少ないが，難聴の存在が装用者の社会性に大きな影響を与えるため，純音聴力検査の結果が35 dB以内，または一側の難聴であっても患者の希望があれば装用が勧められる．この場合，患者自身が難聴に困るか，または周囲から難聴の改善を求められているので，装用に消極的ということはないが，騒音環境または広い会議室での使用など比較的装用の難しい状況での使用が多くなるので，両側装用，または周辺機器の使用などを考える．

高齢者の場合

　認知症患者の増加とそのリスクファクターである難聴マネージメントの重要性が認識され，高齢者の補聴器装用の重要性は一層増加した．しかしながら，以前ほどではなくなったにせよ，不適切な補聴器装用は経済的・社会的弱者になりやすい高齢装用者に経済的，医学的な悪影響をもたらすので，適応自体に問題がなくともその補聴器選択，調整，装用指導には細心の注意が必要である．補聴器装用は患者自身の装用希望がある場合が原則であるが，高齢者は自分自身の加齢による衰え

である老年性難聴を認め難い傾向があり，特に男性にこうした場合が多い．高齢者の補聴器装用率が低いことはいくつかの研究で明らかであり[10)11)]，年齢，教育程度，聴力障害が軽い場合，低収入などが影響を与え，また両耳分離聴検査が不良の対象者では両側装用の適応があっても一側装用になりやすい[12)]．質問紙の解答状況や家族からの状況聴取により実際の状態を把握し，認知症との関係などを説明し，補聴器装用につなげる必要がある．この際，患者が過大な補聴器への期待をもつことは，実際の装用時の状態と期待との乖離から非装用につながる可能性があるので，純音聴力，語音明瞭度，UCL からみた装用状況の予測を説明し，その限界についてはしっかりと話しておく必要がある．

両側装用

　両側装用は以前にはあまり行われることはなかったが，以下に挙げるメリットがあり，両耳聴力に差が少ない場合に装用が勧められるようになった．特に小児と良聴耳の一側装用で語音聴取が不十分な例，就労者では積極的に勧められる．

　両側装用における利点は ① 両耳加重効果（binaural summation）：2 つの耳で聴くために加重された効果で，小さい音声がより聞きやすくなり，また前方からの雑音と音声を聞き分けることができる．② 両耳スケルチ（binaural squelch）：両耳からの音声と環境雑音の混合音から雑音を取り除く機能．③ 頭部陰影効果（head shadow effect）：音声の音源と雑音の音源が異なる場合，頭部による遮蔽で音声の音源に近い耳の SN 比が良くなる．こうした音源は常に変化するので，両側装用にすることによりどちらに騒音音源があっても対処できるようになる．④ 方向感，音源の認知の改善：一側装用では両耳間時間差による音源定位が困難であるが，両側装用によりこの問題が解決され，また環境音たとえば自動車のエンジン音の位置同定により危険をあらかじめ回避できる．⑤ 聴覚廃用の防止：音刺激を両側耳にいれることによ

り聴覚の廃用を防止する．これらの利点に対し，逆に不利な点としてはやはり価格がかさむ，操作が単純ではない，両耳に偏った増幅をされた音声が入力された場合に情報混乱がみられることが挙げられる[13)]．

　両側装用は聴力に左右差が少ない場合には問題は少ないが，純音聴力検査の左右差が 30 dB を超える例，語音弁別能で 20% を超える差がみられる例では慎重に対応する必要がある．両耳間聴力の差が大きくても両耳スケルチ，頭部陰影効果は保持されるので，必ずしも両側装用効果を否定するものではない．両側装用にあたっては経済的負担，補聴器の操作の煩雑さも考慮する必要があり，最初から両側装用とする必要はなく，両側装用を目標として一側装用から始めてもよいが，フィッティング手順は適合状況により変わるので，より煩雑となる．

　両側装用を公費補助にて行うことは一側装用より効果があるかを証明する必要があり音場検査を行い検討する．単純に両耳効果を確認する場合にはスピーカーを前面 30° ずつに配置し，ノイズ音源を一側装用耳方向，語音音源を対側から出力する．これを両側装用時と比較することにより両側装用の効果を確認できる（図 1）．音声の提示音圧は 50 dB HL 程度とし，SN 比が大きいと非補聴耳の影響が強くなり，両耳効果の確認がしづらくなる．また，両側装用時にはかえって一側装用時よりも効果が不良になる例があるが，この確認のためには前方の一方向から語音と騒音を出力して，両側装用時，一側装用時を比較して語音聴取能に悪化がみられないかを検討する[14)]．

聴力と経済面からみた適応

　前述のとおり補聴器は聴力障害がみられた場合，積極的に装用したほうがよく，またできれば両側装用が望ましい．しかしながら，日本の公費補助は聴力 30 dB HL から受けられる小児の中等度難聴支援の場合を除けば，良聴耳 50 dB HL で非良聴耳 90 dB HL，両側 70 dB HL，両側語音弁

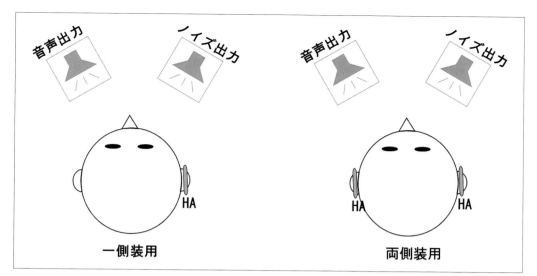

図 1. 両側装用効果の確認法
（文献 14 より）

別能 50％以下と基準が厳しい身体障害者に対する自立支援法に基づくものか，自立支援法と同基準の指定難病への医療費補助，また限られた自治体の補助に限られる．これは多くの欧州諸国に比較すれば少なく，かりに理想的な補聴器装用が実現したとしても装用希望に影響を与えうる．確定申告時の医療費控除などを利用して装用希望者の負担軽減を図る努力が必要である．このためにも聴力評価を含めた詳細な患者情報を認定補聴器技能者へ提供する必要がある．

結　論

補聴器の適応は単純に聴覚検査から断定すべきではなく，補聴器テクノロジーの進化と聴覚リハビリテーションの併用によりその効果を高めることができるため，以前であれば適応が難しいと思われた例でも装用を試行すべきである．しかしながら，こうした努力を行っても装用困難な対象もあり，この場合には他のコミュニケーション手段の併用，人工内耳の施行も考慮すべきである．

参考文献

1) 内田育恵：高齢者難聴における補聴器適合．日本臨牀, **76**(7)：207-211, 2018.
2) Dillon H：Pure tone loss and audiogram configuration. in Hearing Aid：261-262. Boomerang press, Sydney, 2012.
3) Hoppe U, Hesse G：Hearing aids：indications, technology, adaptation, and quality control. GMS Curr Top Otorhinolaryngol Head Neck Surg, **16**：Doc08, 2017.
   Summary 最近 20 年の補聴器技術の進歩は高度な聴覚リハビリテーションに結びついている．しかしながら，難聴者は依然として補聴器の受容が十分ではない．耳鼻咽喉科医が早期の補聴器リハビリテーションの施行に果たす役割は重要である．
4) 小寺一興：補聴器フィッテングの考えかた．診断と治療社, 1999
5) 広田栄子，小寺一興，工藤多賀：補聴器適合における語音明瞭度検査の利用．Audiol Jpn, **31**：755-762, 1988.
6) 真鍋敏毅，神田幸彦，白石君男ほか：補聴器適合検査の指針（2010）．Audiol Jpn, **53**：708-726, 2010.
7) Joint Committee on Infant Hearing：Year 2007 Position Statement：Principles and Guidelines for Early Hearing Detection and Intervention Programs. Pediatrics, **120**：898-921, 2007.
8) 新谷朋子，北川可恵：乳幼児の補聴器装用フィッティング．JOHNS, **33**：455-458, 2017.
9) 富沢晃文，加藤大典：インサートイヤホンを使用した VRA の有効性の検討．Audiol Jpn, **42**：431-432, 1999.
10) Bainbridge KE, Ramachandran V：Hearing aid use among older U.S. adults：the national health and nutrition examination survey,

2005–2006 and 2009–2010. Ear Hear, **35**：289-294, 2014.

Summary 米国の高齢者 70 歳以上 1,636 人を2005〜2006年，2009〜2010年の使用状況について検討した．補聴器装用候補者の 1/3 のみが補聴器を装用していた．2009〜2010 年の検討のほうが，使用頻度が高く，収入が高いほど使用比率が高かった．

11）Hartley D, Rochtchina E, Newall P, et al：Use of hearing Aids and assistive listening devices in an older Australian population. J Am Acad Audiol, **21**：642-653, 2010.

12）Ribas A, Mafra N, Marques J, et al：Dichotic hearing in elderly hearing aid users who choose to use a single-ear device. Int Arch Otorhinolaryngol, **18**：347-351, 2014.

Summary 30 例の 60 歳以上の被検者で両側装用が必要にもかかわらず一側装用を選択している対象では両耳分離聴検査で全例が不良であった．こうした患者の大部分では両側装用ではうるさく，語音理解に問題を生じるとしていた．

13）神田幸彦，林田幸子，古賀文菜：補聴器両耳装用の効果．JOHNS, **33**：459-462, 2017.

14）Dillon H：Role for speech tests in assessing bilateral advantage. in Hearing Aid. Boomerang press. Sydney, 2012.

MB ENT, 253：37-41, 2021

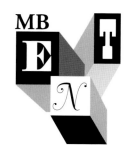

◆特集・聴覚検査のポイント―早期発見と適切な指導―

人工内耳適応決定のポイント

白井杏湖*

Abstract 人工内耳(以下，CI)の進歩に伴い，効果や安全性も向上した．それを受け，2017年に成人 CI 適応基準が，平均聴力レベル 70 dB 以上かつ補聴器(以下，HA)装用下の最高語音明瞭度が 50%以下の例へも拡大され，両耳 CI が認められた．2014 年の小児基準改訂では，1 歳以上で CI 手術可能となり，両耳装用も容認された．適応拡大により多くの症例が適応基準内に入ってくることから，適切な予後予測のもと一層慎重に CI を選択することが求められている．成人例においては，高度難聴例に対する CI の選択，言語習得前高度難聴成人例に対する CI，両耳 CI か片耳 CI か，術側の選択などが適応決定のポイントに挙がる．小児例においては乳児の自覚的/他覚的聴力検査の妥当性，遺伝学的検査の必要性，両耳 CI か HA と CI の bimodal 装用か，両耳同時 CI 手術の選択などが議論になる．本稿では必要な術前検査を示しながら上記を解説する．

Key words 人工内耳(cochlear implant)，適応基準(indications)，成人(adults)，小児(children)，両耳人工内耳(bilateral cochlear implants)

成人人工内耳適応基準

成人に対する人工内耳(以下，CI)は，世界では 1980 年代からマルチチャンネル人工内耳の臨床応用が進められ，本邦では 1985 年に初めて臨床応用され 1994 年に保険適用となった．1998 年に日本耳鼻咽喉科学会により適応基準が制定された．それ以降も CI の機器や手術手技は進化を続け，安全性や有効性が確立してきた．その後の実施状況に基づき，日本耳科学会の人工聴覚器ワーキンググループと日本耳鼻咽喉科学会により，2017 年に新たな適応基準が制定された．旧適応基準と新適応基準のもっとも大きな違いは，聴力の適応基準拡大と，CI の両耳装用についての言及が加わったことである．

聴力に関しては，"純音聴力 90 dB 以上"から"平均聴力レベル 70 dB 以上"に拡大し，それに伴い補聴器装用効果の基準が，"補聴器の装用効果の少ないもの"から"補聴器装用下の最高語音明瞭度が 50%以下"と明確化された．

"両耳聴実現のため CI の両耳装用が有用な場合にはこれを否定しない"と両耳聴の重要性が認められた．

小児人工内耳適応基準

小児に対する CI は，世界では 1980 年代からマルチチャンネル CI の臨床応用が進められ，本邦では 1998 年に日本耳鼻咽喉科学会により適応基準が設けられた．1998 年の適応基準は，年齢は 2 歳以上，聴力レベルは両側 100 dB 以上であった．その後 2 回改訂され，2006 年に"年齢が 1 歳半以上，聴力レベルが両側 90 dB 以上"に，2014 年に"年齢が 1 歳以上，CI 両耳装用の容認"と適応が拡大された(表 1)．

人工内耳適応基準の拡大

安全性の確立と，CI の有効性の多様化に伴い，CI 手術の禁忌項目がなくなった．先天性難聴小児

---

* Shirai Kyoko，〒 160-0023 東京都新宿区西新宿 6-7-1　東京医科大学耳鼻咽喉科・頭頸部外科，講師

表1. 成人，小児人工内耳適応基準の推移

	成 人		小 児	
	1998 年	2017 年	1998 年	2014 年
年齢	18 歳以上	成人	2 歳以上，18 歳未満	原則 1 歳以上（体重 8 kg 以上）
聴力/補聴器装用効果（いずれかに該当する場合）	純音聴力は両側 90 dB 以上で，かつ補聴器装用効果の少ないもの	・平均聴力レベル 90 dB 以上 ・70 dB 以上 90 dB 未満で，補聴器装用下の最高語音明瞭度が 50%以下	純音聴力は原則として両側 100 dB 以上で，かつ補聴器装用効果の少ないもの	・平均聴力レベル 90 dB 以上 ・上記が確認できない場合，6 ヶ月以上の補聴器装用を行ったうえで，装用下の平均聴力レベルが 45 dB よりも改善しない ・装用下の最高語音明瞭度が 50%未満
禁忌	・蝸牛に電極挿入部位が確認できない場合 ・活動性の中耳炎，重度の精神障害，聴覚中枢の障害，重篤な合併症などの感染症や疾患	なし	・蝸牛に電極挿入部位が確認できない場合 ・活動性の中耳炎，重度の精神障害，聴覚中枢の障害，重篤な合併症などの感染症や疾患	中耳炎などの感染症の活動期
慎重投与	なし	・蝸牛に電極挿入部位が確認できない ・中耳の活動性炎症がある ・後迷路性病変や中枢性聴覚障害を合併 ・認知症や精神障害の合併が疑われる ・言語習得前/中の失聴例 ・その他，重篤な合併症などがある		・蝸牛に電極挿入部位が確認できない ・反復性の急性中耳炎症 ・制御困難な髄液の噴出が見込まれるなど高度な内耳奇形を伴う ・重複障害および中枢性聴覚障害では慎重な判断が求められ，人工内耳による聴覚補償が有効であるとする予測がなければならない
両耳装用について		両耳聴の実現のため人工内耳の両耳装用が有用な場合にはこれを否定しない		学習を行う小児に対する補聴の基本は両耳聴であり，両耳聴の実現のため人工内耳の両耳装用が有用な場合にはこれを否定しない
その他	先天聾の成人例は，言語理解の面で非使用者となる可能性があることを理解させておく必要がある	上記以外の場合でも患者の背景を考慮し，適応を総合的に判断することがある		例外的適応条件あり

においては，新生児聴覚スクリーニングの普及率向上と auditory brainstem response（ABR）や auditory steady-state response（ASSR）による診断率の正確性の向上に伴い早期診断が可能になった．遺伝学的検査の登場により原因診断が可能になった．

成人においては，従来効果が乏しいとされていた先天性難聴青年に対しての CI 手術の可能性も見直されてきた．

CI 適応が拡大し禁忌がなくなったことは，適応基準に当てはまれば全例に両耳人工内耳を施行すべきことを意味するわけではない．多様な CI の有効性が容認されたからこそ，難聴の経緯や各種検査結果に基づき，術前に適切な CI 手術後の予後予測をしたうえで，慎重に CI 手術を選択することが求められている（表1）.

術前検査

CI 適応決定と，その後の CI 装用効果の予測のために，術前に行っている検査について表2にまとめる．

1. 成人

受診時に補聴器を装用していなかったり，片耳装用のみの場合もしばしばある．特に，新適応基準である平均聴力レベル 70 dB 以上 90 dB 未満の高度難聴例においては，CI 手術を検討する前に，補聴器適合の可能性を十分検討することが重要である．新田は，両側高度難聴成人 57 例において

表 2. 人工内耳手術前検査

	成　人	小　児
自覚的聴覚検査	純音聴力検査 語音明瞭度検査 補聴器装用閾値 補聴器装用下の語音明瞭度検査	Visual Reinforcement Audiometry（VRA）にて 　裸耳聴力 　補聴器装用閾値検査 IT-MAIS
他覚的聴力検査	ABR，ASSR，DPOAE	
スピーチ検査	新版構音検査	MUSS
平衡機能検査	ENG カロリックテスト O-VEMP，C-VEMP	Head Impulse Test
発達検査	MMSE（主に 75 歳以上）	新版 K 式など（年齢に応じて）
画像検査	側頭骨 CT 内耳 MRI	
その他	遺伝学的検査（適応時，希望時）	

3 ヶ月の両耳補聴器調整期間の末に補聴器装用下の最高語音明瞭度が 50％以下であったのは 17 例（30％）にとどまり，40 例（70％）で 50％を超えたと報告している[1]．補聴器装用していない例に対しては，両耳補聴器装用を基本とした試聴を行い，十分な調整を持ってしても不適合であることを確認してから CI 手術を決定する．

2．小　児

新生児聴覚スクリーニングの普及により難聴の早期発見が可能になってきた．

先天性難聴小児においては，補聴開始が早期であるほどにその後の言語発達が良好であるという報告が多く続いている[2]~[4]．

生後 1 ヶ月までにスクリーニング，2 ヶ月までに診断（精密検査），3 ヶ月までに介入（補聴器装用）を勧めるという，1-2-3 ルール[5]が提唱されている．一方で，乳幼児期の聴力確定は容易ではない．乳幼児の聴力推定には他覚的聴力検査が必須である．他覚的聴力検査においては，ABR が標準検査であり，左右耳，周波数別に聴力閾値の推定ができる[6]．一方で，ABR の閾値は，生後 6～8 ヶ月程度までは自然改善することも報告されており，注意が必要である[7]．

実際の聴力を測定できるのは自覚的聴力検査しかなく重要性は高い．生後 6 ヶ月未満では聴性行動反応聴力検査（behavioral observation audiometry：BOA）を行い，他覚的検査結果の確認を行

う．生後 6 ヶ月頃からは条件付けが形成されるようになり，visual reinforcement audiometry（VRA）が可能となってくる[8]．

また，検査音による聴力検査だけでなく，療育者から日常生活の中での聴性行動や発話行動を聞く，Infant Toddler Meaningful Auditory Integration Scale（IT-MAIS）や Meaningful Use of Speech Scale（MUSS）なども重要である．自覚的聴力検査と他覚的聴力検査，両検査の妥当性や再現性を確認したうえで CI 手術を決定する．

3．遺伝学的検査について

小児期までに発症する感音難聴のうち，6～7 割は遺伝子が関与していると考えられている[9]．2012 年から先天性難聴の遺伝学的検査が保険適用となり，13 遺伝子 46 変異のスクリーニング検査が実施されるようになり，その後次世代シークエンサーの登場により，現在では 19 遺伝子 154 変異の検出が可能になった．2014 年の小児人工内耳適応基準の中でも，"既知の高度難聴をきたしうる難聴遺伝子変異を有している"ことが例外的適応基準に含まれた．直接の聴力検査以外に，先天性難聴を裏付ける 1 つの要素として遺伝学的検査が位置付けられるようになってきた．遺伝学的検査は現状では遺伝子治療に直結する段階ではないものの，難聴診断や予後予測，CI 装用効果の予測に有効に活用されうる．

このように，乳幼児期の正確な聴力レベル確定

には，複数の検査を組み合わせることが必要である．早期補聴が言語発達にもたらす恩恵が明らかになっている一方で，難聴の過大評価による過剰なCI手術を避けることはもっとも重要である．

術側の選択

1．両耳聴効果について

両耳聴では，左右それぞれの耳に届く音の時間と大きさに差が生まれる．この両耳間時間差と，両耳間レベル差を利用して両耳聴力効果が生み出される．まず，両耳聴での閾値は片耳聴での閾値よりも低くなる，両耳加算効果が挙げられる．また，頭部遮蔽効果により，両耳に異なったSN比が作り出される．両側のSN比の差により，常にSN比が良好なほうから聴き取ることができる，better ear glimpsing（BEG）という効果が起きる．BEGや頭部遮蔽効果によって，ターゲットが雑音と離れていると聴き取りやすくなるという聴覚中枢による現象，spatial release from masking（SRM）もしくはスケルチ効果が生じる．これらにより生活上では特に，雑音下における聴取の改善や，音源定位において両耳聴が有利であることが知られている．

これは健聴者に限らず，当院の言語習得後難聴成人の両耳CI装用者に行った臨床基礎実験においても同様の両耳聴効果を認め，CI片耳装用時に比べ，両耳装用時に雑音下の語音明瞭度と音源定位能の向上がみられた[10]．

2．成　人

両耳装用が認められて以来，片耳装用か両耳装用かの選択が生じている．両耳聴が基本ではあるものの，言語習得後難聴の成人例においては，CIに期待するものが"言語獲得"ではなく各々に異なること，左右で難聴の原因や聴覚活用歴が異なることも珍しくなく，一概に両耳聴を期待しにくい背景がある．両耳聴の有効性と必要性が予想できる例において，両耳CI手術を施行している．

また，聴力に左右差があるとき，CI手術を良聴耳に施行すべきか，非良聴耳に施行すべきか議論

が生じる．CI手術側として，良聴耳と非良聴耳を比較し両群でCIの語音聴取能に有意差は認めなかった[11]，術前の聴力レベルは術後成績に影響しない[12]という報告がある一方，術前の聴力レベルとラセン神経節細胞残存数は相関し[13]，CI術後成績に影響する[14]という報告がみられ，一定の見解はない．

当科では，良聴耳で聴取がある程度可能で臨床上良聴耳を活用している場合には，まず非良聴耳を術側として優先する．その後に非良聴耳でのCIでの聴取が良聴耳の聴取より改善すれば，良聴耳側のCIも考慮する．

左右差がない場合や，良聴耳での聴取も不十分な場合には，条件が良い側（聴力レベル，補聴器装用閾値，補聴器装用下の語音明瞭度，難聴歴，画像所見など）にCI手術を施行する．

3．小　児

言語習得前難聴小児においては，言語発達の観点から両耳聴を基本として考える．特に先天性難聴小児においては，左右の難聴の原因は同一であることが多く，両耳聴効果を期待しやすい[15]．1stCIと2nd CIの手術間隔が短いほど両耳聴にとって有利であることが報告されており[16]，聴力や条件に左右差がなく，両耳CI装用の意思が固まっている際には両耳同時CI手術を否定する根拠はない．一方で，左右差や残存聴力のある例においては，慎重な検討が必要である．

乳幼児においては語音明瞭度検査が成立せず，平均聴力と補聴器装用閾値のみで人工内耳適応を判断しなくてはならない難しさがある．補聴器装用閾値は出ていても語音明瞭度は低い可能性も考慮する必要がある．良好な聴取は良好なスピーチの必要条件であり[17]，補聴器装用で装用閾値は良好であるにもかかわらず，発話につながらない場合は，発達特性の再評価とともに，語音明瞭度改善のためにCI手術の検討も有用であると考える．

また，小児においては現在までのCI医療の歴史より寿命のほうが長く，長期的な視野を持って考える必要がある．将来の代替医療に備えた低侵

襲手術はもちろん，両耳聴効果という観点からのみでなく，未来の選択肢を狭めないためにも，補聴器との bimodal 装用であれ両耳 CI 装用であれ，両耳の聴覚活用を基本とする．

まとめ

　新生児聴覚スクリーニング，先天性難聴の遺伝学的検査，人工聴覚器の進歩に伴い，CI の適応は日々変化している．適応の拡大に伴い，CI に望むものの多様化や難症例との遭遇も増加している．適応基準に則ったうえで，各種検査結果を組み合わせた CI 手術のメリットの予後予測と，CI 手術のデメリットを比較して個々に CI 手術適応を決定する必要がある．

参考文献

1) 新田清一：補聴器と人工聴覚器の適応の接点補聴器と人工内耳を中心に．耳喉頭頸，**92**(1)：41-47, 2020.
2) Vohr B, Topol D, Girard N, et al：Language outcomes and service provision of preschool children with congenital hearing loss. Early Hum Dev, **88**：493-498, 2012.
3) Kennedy CR, McCann DC, Campbell MJ, et al：Language ability after early detection of permanent childhood hearing impairment. N Engl J Med, **354**：2131-2141, 2006.
4) Sininger YS, Grimes A, Christensen E：Auditory development in early amplified children：factors influencing auditory-based communication outcomes in children with hearing loss. Ear Hear, **31**：166-185, 2010.
5) Awad R, Oropeza J, Uhler K：Meeting the Joint Committee on Infant Hearing Standards in a Large Metropolitan Children's Hospital：Barriers and Next Steps. Am J Audiol, **28**(2)：251-259, 2019.
6) NHSP Clinical Group：Guidelines for the early audiological assesment and management of babies referred from the Newborn Hearing Screening Programme. Version 3.1July 2013.
7) Bovo R, Trevisi P, Ghiselli S, et al：Is very early hearing assessment always reliable in selecting patients for cochlear implants? A case series study. Int J Pediatr Otorhinolaryngol, **79**(5)：725-731, 2015.
8) Widen J, Johnson JL, White KR, et al：A multisite study to examine the efficacy of the otoacoustic emission/automated auditory brainstem response newborn hearing screening protocol：Results of visual reinforcement audiometry. Am J Audiol, **14**：S200-S216, 2005.
9) Smith RJ, Bale JF Jr, White KR：Sensorineural hearing loss in children. Lancet, **365**：879-890, 2005.
10) Rana B, Buchholz JM, Morgan C, et al：Bilateral Versus Unilateral Cochlear Implantation in Adult Listeners：Speech-on-Speech Masking and Multitalker Localization. Trends Hear, **21**：1-15, 2017.
　Summary　成人両耳 CI 者において，片耳 CI 時に比べ，両耳 CI 時に雑音下聴取と音源定位が改善し，CI による両耳聴効果が示された．
11) Amaral MSAD, Damico TA, Gonçales AS, et al：Is there a best side for cochlear implants in post-lingual patients? Braz J Otorhinolaryngol, **84**(5)：560-565, 2017.
12) Francis HW：Cochlear Implant Outcome Is Not Influenced by the Choice of Ear. Ear Hear, **26**(4 Suppl)：7S-16S, 2005.
13) A Incesulu, Nodol JB Jr：Correlation of Acoustic Threshold Measures and Spiral Ganglion Cell Survival in Severe to Profound Sensorineural Hearing Loss：Implications for Cochlear Implantation. Ann Otol RhiRhinol Laryngol, **107**(11 Pt1)：906-911, 1998.
14) Gantz BJ：Multivariate Predictors of Audiological Success With Multichannel Cochlear Implants. Ann Otol Rhiono Laryngol, **102**(12)：909-916, 1993.
15) 河野　淳：初回手術の6年後に反対側に手術した両側人工内耳装用学童3例．耳鼻臨床，**107**(10)：763-772, 2014.
16) Bianchin G：Sequential Pediatric Bilateral Cochlear Implantation：The Effect of Time Interval Between Implants. Int J Pediatr Otorhinolaryngol, **102**：10-14, 2017.
17) 白井杏湖：学齢期にある人工内耳装用児の構音に関する検討．日耳鼻会報，**121**(3)：201-209, 2018.

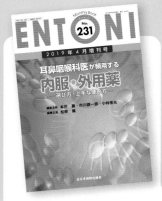

ENTONI
Monthly Book
エントーニ

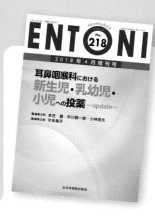

編集主幹
小林　俊光（仙塩利府病院耳科手術センター長）
曾根三千彦（名古屋大学教授）

特 色
- 実践的耳鼻咽喉科・頭頸部外科の月刊雑誌
- 毎号 1 テーマにしぼった総特集 MOOK 形式
- 豊富な写真・図・表を掲載した Visual 誌

耳鼻咽喉科医が頻用する
内服・外用薬
―選び方・上手な使い方―

MB ENTONI No. 231 （2019 年 4 月増刊号）
編集企画／松原　篤（弘前大学教授）
定価 5,940 円（本体 5,400 円＋税）164 頁

日常の外来診療で遭遇する疾患を取り上げ、
内服・外用薬の選び方・使い方・
注意点などをわかりやすく解説！
是非知っておくと役立つ
他科専門医からのアドバイスも掲載！！

Ⅰ．耳疾患
　1．慢性中耳炎に対する内服・点耳液の使い方
　2．外耳炎・外耳道湿疹に対する内服・外耳液の使い方
　3．好酸球性中耳炎に対する内服・外用薬の使い方
　4．Hunt 症候群による疱疹と眼症状に対する内服・外用薬の使い方
　5．耳管開放症に対する内服・外用薬の使い方
Ⅱ．鼻疾患
　1．アレルギー性鼻炎における内服・点鼻薬の選び方
　2．妊婦のアレルギー性鼻炎患者に対する内服・点鼻薬の使い方
　3．小児アレルギー性鼻炎治療における内服・点鼻薬の使用時の留意点
　4．好酸球性副鼻腔炎に対する内服・外用薬の使い方
　5．慢性副鼻腔炎に対する内服・外用薬の使い方（ネブライザー療法も含めて）
　6．嗅覚障害に対する内服・点鼻薬の使い方
　7．鼻前庭炎、ドライノーズに対する内服・外用薬の使い方
Ⅲ．口腔咽喉頭疾患
　1．口内炎に対する内服・外用薬の使い方
　2．口腔・咽頭真菌症に対する内服・外用薬の使い方
　3．口腔乾燥症に対する内服・外用薬の使い方
　4．扁桃炎に対する内服・外用薬の使い方
　5．喉頭アレルギーに対する内服・外用薬の使い方
　6．喉頭肉芽腫症に対する内服・吸入薬の使い方
Ⅳ．がん治療の支持療法
　1．化学放射線療法による口内炎への内服・外用薬の使い方
　2．セツキシマブによる皮膚障害に対する内服・外用薬の使い方
Ⅴ．他科専門医から耳鼻咽喉科医へ
　1．耳鼻咽喉科医が知っておくべきがん疼痛に対する内服・貼付薬
　2．耳鼻咽喉科医が知っておくべき気管支喘息の吸入・内服・貼付薬
　3．耳鼻咽喉科医が知っておくべきアトピー皮膚炎の内服・外用薬
　4．耳鼻咽喉科医が知っておくべきアレルギー性結膜炎に対する内服・点眼薬の使い方

耳鼻咽喉科における
新生児・乳幼児・小児への投薬
―update―

MB ENTONI No. 218 （2018 年 4 月増刊号）
編集企画／守本　倫子（国立成育医療研究センター医長）
定価 5,940 円（本体 5,400 円＋税）198 頁

多くの小児患者を診るエキスパートの
執筆陣が、実際の臨床で遭遇する
小児患者への対応、小児特有の
耳鼻咽喉科疾患に対する薬物治療の
最新知識などわかりやすく解説！！

Ⅰ．小児用の薬物の取り扱い
　子どもへの薬の上手な飲ませ方
　薬剤剤形（シロップ、ドライシロップなど）の取り扱い
　小児の検査で使用する鎮静方法
Ⅱ．症状から処方する薬物
　透明の鼻水が止まらない
　鼻がつまっていつも口を開けている
　黄色い鼻水と咳がでる
　下痢や便秘
　湿疹、皮膚の発赤
　鼻出血
　嘔吐、摂食嚥下障害
Ⅲ．耳鼻咽喉科疾患に対する薬物療法
　急性中耳炎
　滲出性中耳炎
　慢性中耳炎
　外耳道炎
　めまい（小児）薬物治療
　顔面神経麻痺
　急性難聴
　化膿性耳下腺炎・流行性耳下腺炎
　ガマ腫・唾石症
　口内炎
　急性咽頭炎・周期性発熱症候群（PFAPA 症候群）
　急性咽頭炎・急性喉頭蓋炎
　急性咽頭扁桃炎、伝染性単核球症、扁桃周囲膿瘍
　頸部リンパ節炎、深頸部感染症、咽後膿瘍
　亜急性甲状腺炎
Ⅳ．合併症のある子に対する投薬
　抗てんかん薬を内服している場合
　原発性免疫不全症や移植後の免疫抑制薬服用中の小児に対する投薬
Ⅴ．他科と共同でみていく疾患
　血管腫
　髄膜炎
　先天性サイトメガロウイルス感染

全日本病院出版会
〒113-0033 東京都文京区本郷 3-16-4
www.zenniti.com
Tel：03-5689-5989
Fax：03-5689-8030

MB ENT, 253 : 43-48, 2021

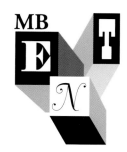

◆特集・聴覚検査のポイント—早期発見と適切な指導—

乳幼児聴覚検査のポイント

仲野敦子*

Abstract 乳幼児聴覚検査の目的は，言語発達遅滞や児の成長発達に影響を及ぼす可能性のある，中等度～高度難聴の発見，発達障害などで言葉の遅れがある児での難聴の除外診断，OMEの治療方針の決定などである．

聴力の正確な診断には，他覚的検査も含めた複数の検査を組み合わせて総合的に評価する必要がある．病歴，診察時の児の様子，鼓膜所見，言語発達などから聴力をある程度推測し，必要な検査方法を選択することが重要である．また，精査機関へ紹介すべき症例とその紹介のタイミングの選択も重要である．

各検査方法は発達や疑う難聴の程度に応じて選択する．それぞれの検査の特徴をよく理解し，結果を解釈する必要がある．自覚的検査は1回の検査で確定することは困難であり，他覚的検査であってもABRやDPOAEが正常であっても難聴は否定できない．乳幼児難聴では治療だけではなく療育の必要性も考慮し，それぞれの症例に必要な検査を実施し，結果を正しく解釈し，その後の対応を検討する必要がある．

Key words 乳幼児健診(health screening)，ABR検査(auditory brainstem response)，歪成分耳音響放射検査(distortion product acoustic emission)，COR検査(conditioned orientation response audiometry)，遊戯聴力検査(play audiometry)

はじめに

新生児聴覚スクリーニング検査(NHS)が普及し，小児先天性難聴の早期発見，早期診断につながっているが，乳幼児聴覚検査の重要性が薄れているわけではない．NHSを受検していない例，その後に発症・進行する難聴例もあり，1歳半健診や3歳児健診を契機に難聴発見に至る例もある．小児科や療育関係施設から紹介される，言語発達遅滞の乳幼児の中には難聴が原因あるいは難聴を伴っている例もある．また，乳幼児期には，滲出性中耳炎(OME)に伴う伝音性難聴なども問題となってくる．幼児～小児期になると言語発達の面からも，高度～重度難聴だけではなく，軽度～中等度難聴の診断も必要となってくる．難聴を疑い，検査方法を選択し，その結果をどのように解釈してその後の治療に生かすかが重要である．3歳児健診で言葉の遅れを指摘され難聴を疑われながらも，合併するOMEの治療が先行され難聴の診断が遅れたり，言語発達遅滞として言葉の訓練だけを受けていて難聴の診断が遅れたりした例も経験している．

小児難聴を専門としている病院であっても，乳幼児の正確な聴力を把握することには限界はあると考えているが，それ以外の施設では，検査や診断にやや難渋することが多いと考えられる．我々の施設での経験をもとに，小児難聴を専門としていない耳鼻咽喉科医も対応の必要な乳幼児難聴を見逃さないポイントとその検査方法について述べる．

* Nakano Atsuko, 〒266-0007 千葉市緑区辺田町579-1 千葉県こども病院耳鼻咽喉科, 診療部長

乳幼児聴覚検査の目的

NHS の普及により，乳幼児では，保護者が聞こえにくいことに気づき自発的に受診する例は少なくなり，乳幼児健診や小児科受診児に難聴を疑われて受診となる例が多い．保護者は難聴を疑わず，言葉の遅れを主訴としている場合も多い．

聴覚検査の目的の1つは，言語発達遅滞や児の成長発達に影響を及ぼす可能性のある，中等度〜高度難聴の発見である．その他，発達障害などで言葉の遅れがある場合には，難聴を否定する必要がある．さらに，OME の治療方針の決定においても重要である[1]．OME の治療方針の決定のための聴力評価であれば，鎮静剤を使用しての聴性脳幹反応(ABR)検査は必要ないと考えるが，言葉の遅れがあり中等度難聴を疑う例であれば ABR 検査も含め早期の正確な診断が必要となる．

乳幼児期に聴覚検査を要する主な疾患

以下は，乳幼児期に聴力検査を要する主な疾患である．

1．先天性あるいは進行性感音難聴

NHS を受けていない乳幼児もいるが，前述のように NHS がパスであっても難聴の可能性は否定できない．水野らの報告では，秋田県 16 年間の NHS で両側難聴と診断されたのは 103 例，NHS 両側パスでその後補聴器が必要な両側難聴と診断された例は 14 例であり[2]，小児両側難聴例の1割程度は NHS をパスしていることになり，日本耳鼻咽喉科学会の新生児聴覚スクリーニング後の精密聴力検査機関実態調査でも同様の結果[3]が報告されている．先天性サイトメガロウイルス(CMV)感染による難聴や前庭水管拡大症による難聴などは進行性であり NHS 時は正常であった可能性もある．また，NHS で偽陰性であった可能性もある．耳音響放射(OAE)を用いた NHS では軽度〜中等度難聴や auditory neuropathy spectrum disorder が見逃されることがあり，自動 ABR を用いた NHS でも低音障害型難聴は見逃さ

れることがある[4]．

2．滲出性中耳炎による伝音難聴

滲出性中耳炎診療ガイドラインでは，両側難聴が継続する場合は，鼓膜換気チューブ留置術の適応としている[1]．30〜40 dB の伝音難聴であっても，言語発達に影響を及ぼす可能性はあり，治療方針の決定のために検査が必要となる．

3．言語発達遅滞

精神発達遅滞などに伴う言語発達遅滞がある．高度難聴による言語発達遅滞であったが，精神発達遅滞と診断されていた例もある．その一方，精神発達遅滞に難聴を合併している例もある[5]．

4．自閉症スペクトラム

言語の遅れに加えて，周囲への関心が低いために呼びかけに対して反応がないなど，難聴を疑われることも少なくない疾患である．既に小児科などで診断されていることもあるが，保護者からの日常生活の様子，外来診察時の児の様子などから疑う．高度〜重度難聴児に近い反応であることもあり，また難聴を合併している例もあるため，聴覚の精査が必要と考える．

乳幼児検査方法の選択

乳幼児の聴力を正確に判断するためには，他覚的検査も含めていくつかの検査を実施して総合的に評価する必要がある．理想的には，全症例に対して必要と考えられる全検査を実施できればよいが，実際には施設ごとに実施可能な検査とマンパワーは限られている．保護者からの訴え，診察時の反応，鼓膜所見，言語発達などからどの程度の難聴を疑い，どの検査を実施するか(できるか)を見極めるのが重要である．また，各施設で実施可能な検査などから，精査機関へ紹介する症例とその紹介のタイミングの選択も重要となる．治療を要するあるいは早期に補聴が必要な乳幼児難聴症例を早期に発見し，適切な介入が行えるようにすべきである．

まず，問診で難聴の程度やその発症時期を確認する．NHS の方法と結果の確認も行う．NHS が

両側パスであったとしても軽中等度難聴の見逃しや，進行性難聴の可能性は否定できないが，参考にはなる．同時に診察時の児の様子，音への反応の有無や発語の状況，全体的な発達状態などを観察する．次に鼓膜所見を確認すべきではあるが，押さえつけて診察すると大泣きになり，その後では，正確な聴力検査ができないと考えられるような場合は，鼓膜所見の確認前に聴力検査を試みることも乳幼児の診察のコツであると考える．鼓膜の診察は不可能でも，OAE 検査やティンパノメトリーは実施可能ということもある．また，幼児でオージオメータでの聴力検査が実施できない例では，後述の「絵シート」による検査も有用である．

上記から総合的に考えて難聴が疑われる例には ABR 検査などの他覚的検査を実施する．新生児期と異なり鎮静剤の使用が必要となることが多い．小児の MRI 検査時の鎮静剤の使用に関する共同提言[6]が出されており，ABR 検査時などもそれに準じて安全に注意し実施する必要がある．

各検査結果の解釈と注意点

検査方法の選択および検査実施の順序は，前述のとおりである．ここでは各検査方法について行動反応聴力検査と他覚的検査方法，その他の検査の順に記載しているが，この順に検査を実施すべきということではない．

1．行動反応による聴力検査
1）絵シートによるささやき声検査

3 歳以降であれば，3 歳児健診で使用される絵シートを用いての検査が有用である（図1）[7]．発達がほぼ正常であれば，3 歳頃には実施可能である．外来診療中に実施でき，鼓膜換気チューブ留置術を要するような OME による難聴例も検出可能である．3 歳児健診と同様，通常話声で指さしをさせた後，口元を隠してささやき声で検査する．後ろにいる保護者には，しっかり聞こえている声で，中等度難聴の幼児では反応がなくなる．治療方針の決定および保護者への説明に有用である．

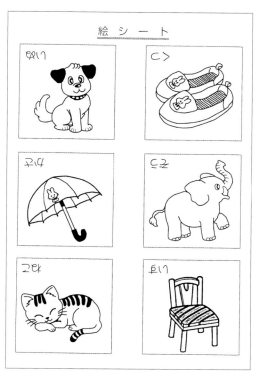

図 1．3 歳児健診ささやき声検査で使用される絵シート

2）条件詮索反応聴力検査（COR）

生後 4 ヶ月〜2 歳頃の児で実施可能である．音に対する探索反応を光刺激によって強化，条件付けして検査する[8]．スピーカと条件付けのための装置，検査者の技能を必要とする検査である．児の機嫌などに大きく影響されるため，1 回の結果での確定はできないと考える．しかし，熟練した検査者による検査では信頼できる結果が得られる．

3）ピープショウ検査

2〜3 歳以上の幼児で実施可能である[8]．刺激音が出ているときにスイッチを押すと，覗き窓内のおもちゃが見えるなどの装置を用いての検査であり，COR 同様に装置と検査者の技能が必要である．

4）遊戯聴力検査

3 歳以上の幼児で実施可能だが，児の発達や実施方法により正確性にはばらつきが生じる．聞こえたらおはじきを 1 つ移動させるなどの遊びの要素を交えて検査を実施する．通常のオージオメータがあれば実施可能な検査である．

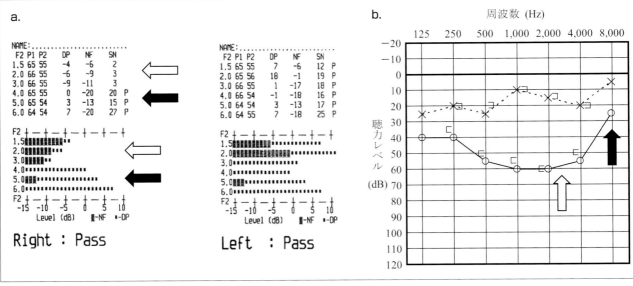

図 2. 注意が必要な DPOAE pass 症例
a：DPOAE 結果. 両側パスではあるが, 右耳は低〜中周波数領域(⇦)と高周波数領域(◀)に差がみられている
b：純音聴力検査結果. 右谷型の聴力像を呈する感音難聴

2. 他覚的聴力検査
1）歪成分耳音響放射（DPOAE）

誘発耳音響放射（TEOAE）と DPOAE は NHS に用いられることが多いが, ANSD などは DPOAE では見逃される可能性がある. DPOAE がパスであっても聴力は正常とは限らず, 30〜40 dB の難聴の可能性はある[4]. また, 低音域（1 kHz 以下）の聴力評価に用いることはできず[4], 図2のような難聴では DPOAE の結果はパスと表示される. また, 外耳道への挿入の仕方により, 検出できない場合もあり, パスしない場合は何回か再検すべきである.

2）ABR 検査

通常は音刺激としてクリック音が用いられるため, 比較的高音域の聴力を反映する結果とはなるが, 再現性があり安定して波形が得られ, 各波の起源もほぼ明らかになっており難聴の診断として, 極めて有用であると考える[8].

難聴の診断には閾値だけでなく, 各波形の潜時も確認する. 低音域の聴力は, 行動反応聴力検査や聴性定常反応（ASSR）の結果などと合わせて評価する必要がある. 潜時に関しては, Ⅰ波潜時延長を伴っていれば伝音難聴を疑う（図3）.

3）ASSR 検査

ABR 検査と比較すると, 周波数特性が確認でき有用である反面, 結果の解釈には注意が必要である. 検査後に自動的に推定聴力像が提示されるが, 誤差が大きい. 機種により多少異なるが, 1000〜4000 Hz では ASSR 閾値と聴力レベルの差は 5〜10 dB 程度であるが, 500 Hz ではその差が大きい[9]. また, 軽度難聴では ASSR 閾値と聴力レベルの差が重度難聴より大きいとされている. ASSR 検査で軽中等度難聴の結果を示したが後に聴力正常と判断された児では, 重複障害児や生後6ヶ月未満の児が多かったとの報告もある[10]. 聴力レベルと ASSR 閾値に乳幼児の補聴器のフィッティングにおいて有用ではあるが, あくまでも行動反応聴力検査や ABR 検査と合わせて評価すべきである.

3. その他
1）ティンパノメトリー

OME などの確認のために実施する. 乳幼児で外耳道が狭く鼓膜所見の確認が困難であり, OME による影響を否定できない場合などに補助診断として実施する. 新生児〜乳児では一般的に使用されている 256 Hz ティンパノメトリーではなく, 1000 Hz ティンパノメトリーの有用性も報

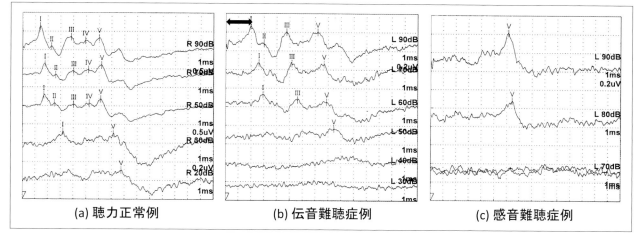

図 3. ABR 検査の波形

a：聴力正常例
b：伝音難聴症例．比較的波形はきれいで，Ⅰ波潜時の延長がみられる
c：感音難聴症例．各波形の分離が不良である

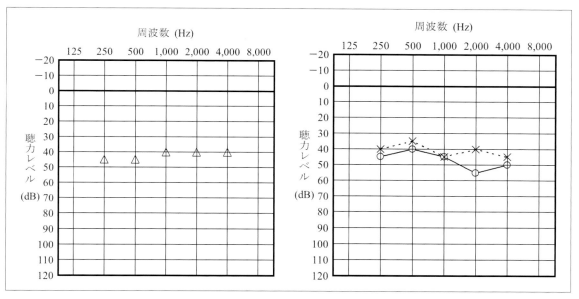

図 4. COR 検査と遊戯聴力検査結果

告されているが，まだ議論の余地が残っている[11]．

2）言語発達検査

　聴力評価ではないが，難聴による言語発達およ び構音への影響の有無を確認することも重要であ る．言語聴覚士などがいない施設でも，年齢相応 の言語理解，言語表出がみられているかを確認す る．

保護者への説明および指導

　乳幼児の聴力検査は，1 回の検査で確定するこ とは困難であることを理解してもらう．難聴でな いことを早期に確認したいという保護者もいる が，いくつかの検査を組み合わせて実施する必要 があり，場合によっては複数回の検査結果をみて 判断する必要もあることを伝える．

　その際，聴力検査結果により，今後の治療方針 がどのように変わるかを合わせて提示する．たと えば，OME での聴力検査であれば，治療方針の 決定に使用するため実施するが，もし実施できな くても治療は可能である．一方，言語発達遅滞の

原因として実施する場合，日常生活で明らかに音への反応がない場合は高度難聴が疑われるため，早急に検査を実施する必要がある．補聴器のフィッティング目的などでは，正確な聴力像が必要ではあるが，検査と調整を繰り返しながら確定していくしかないこと，などである．乳幼児での初回の検査が図4のような結果だった場合，上手に検査ができて正確な結果であるのか，まだ上手にできないだけであるのか，この検査結果をどのように解釈するかは難しい．最終的には，検査を繰り返しながら他覚的検査結果と合わせて総合的に判断する必要があると考える．

おわりに

　新生児の聴覚検査はNHSの結果があり，その後の対応もある程度整理されている．乳幼児の聴覚検査は，様々なパターン，様々な要因があり，ルーチン検査での対応は困難である．本稿では提示しきれなかったが，乳幼児難聴の診断はその後の言語発達への影響なども考慮し，治療だけではなく，療育にもつなげなければならないため，是非，小児難聴への対応[12]なども確認してほしい．それらの知識を持って，各症例に必要な検査を実施して，正しく解釈し，その後の対応を検討することが重要であると考える．

文　献

1) 日本耳科学会，日本小耳鼻咽喉科学会（編）：小児滲出性中耳炎診療ガイドライン2015年版. 金原出版, 2015.
2) 水野知美，中澤　操，佐藤輝幸ほか：新生児聴覚スクリーニングをパス後に発見された難聴児48例の検討—秋田県16年間の経験から—. Audiol Jpn, 62：52-58, 2019.
　Summary　秋田県において16年間にNHS経由で判明した両側難聴児は103人，パス後の難聴児は14人，未受検あるいは不明例が14人であった．
3) 日本耳鼻咽喉科学会社会医療部　福井医療・乳幼児委員会：平成28年度　新生児聴覚スクリーニング後の精密聴力検査機関実態調査の結果について. 2017.
4) 泰地秀信：乳幼児難聴の聴覚医学的問題「聴覚検査における問題点」. Audiol Jpn, 54：185-196, 2011.
5) 和田匡史，泉　修二，窪田　和ほか：小児発達専門施設より難聴を疑われて受診した児の検討. Audiol Jpn, 53：677-684, 2010.
　Summary　小児発達障害専門施設から難聴の精査目的に紹介された61例中12例は中等度以上の難聴であり，PDD児よりMR児での難聴合併が多かった．
6) 日本小児科学会・日本小児麻酔学会・日本小児放射線学：MRI検査時の鎮静に関する共同提言. 日児誌, 124：771-805, 2020.
7) 日本耳鼻咽喉科HP　難聴を見逃さないために—1歳6ヶ月児健康診査および3歳児健康診査—について. http://www.jibika.or.jp/members/iinkaikara/hearing_loss.html#01
8) 小川　郁：聴覚検査. 小児耳鼻咽喉科学会（編）：87-91, 小児耳鼻咽喉科　第2版. 金原出版, 2017.
9) 青柳　優：聴性定常反応. 日耳鼻会報, 115：178-191, 2012.
10) 任　智美，奥中美恵子，北條和歌ほか：ASSRにおいて軽中等度閾値上昇を呈する児の検討—軽中等度難聴児の聴力評価—. 小児耳, 32：28-33, 2011.
11) 片岡祐子，前田幸英，藤澤　郁ほか：乳幼児滲出性中耳炎診断における1,000 Hzティンパノメトリーの有用性の検討. 日耳鼻会報, 122：960-968, 2019.
　Summary　小児195例384耳のOME診断における226 Hzおよび1000 Hzティンパノメトリーの有用性を検討し，OMEの有無は前者のほうが正しく診断される率が高く，正常波形が検出された場合は後者のほうが正確か少なくとも同等であった．
12) 中澤　操：小児難聴への対応. 小児耳鼻咽喉科学会（編）：382-391, 小児耳鼻咽喉科　第2版. 金原出版, 2017.

MB ENT, 253：49-54, 2021

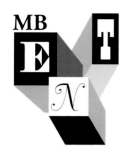

◆特集・聴覚検査のポイント─早期発見と適切な指導─

新生児聴覚スクリーニング refer 児の検査

片岡祐子*

Abstract 先天性難聴児では早期に難聴を発見し，遅滞なく療育を開始していくことで，良好な言語発達が期待できる．そのアプローチとしてまず重要なのは，新生児聴覚スクリーニングを実施し，refer 児に速やかに精査を行うことである．NHS で refer となった場合，1-3-6 ルール「生後 1 ヶ月までにスクリーニング，3 ヶ月までに精査，6 ヶ月までに補聴器装用開始」に従い，生後 3 ヶ月までに精密検査施設である耳鼻咽喉科での検査が実施される．聴力検査には自覚的聴力検査と他覚的聴力検査がある．BOA，COR といった自覚的聴力検査は，新生児期，乳幼児期早期の児では一定の反応が得にくく，精度には限界がある．そのため，他覚的聴力検査である ABR，ASSR を主軸とし，複数の検査を実施しかつ経時的に経過を確認し，総合的に診断，聴力レベルを評価することが重要である．それぞれの検査の特徴を熟知し，児に合った検査法を選択する必要がある．

Key words 新生児聴覚スクリーニング（newborn hearing screening），聴性脳幹反応（auditory brainstem response），聴性定常反応（auditory steady-state response），聴性行動反応聴力検査（behavioral observation audiometry），条件詮索反応聴力検査（conditioned orientation response audiometry），耳音響放射（otoacoustic emission）

はじめに

2019 年 6 月，厚生労働省と文部科学省は共同で「難聴児の早期支援に向けた保健・医療・福祉・教育の連携プロジェクト報告」を発表した．その中で，難聴児への早期介入，支援に関する課題を挙げ，今後取り組むべき方向性として，保健，医療，福祉および教育の相互の垣根を排除し，新生児期〜乳幼児期，学齢期まで切れ目なく支援していく連携体制の整備を提唱している．具体的な内容の 1 つに，新生児聴覚検査から療育までを遅滞なく円滑に実施することも強調されている．先天性難聴児でも早期に難聴を発見し，遅滞なく療育を開始していくことで，良好な言語発達が期待できる．遅滞ない発見，育成の第一歩としては新生児聴覚スクリーニング（newborn hearing screen-ing：NHS）を実施し，refer 児に速やかに精査を行うことが重要である．本稿では NHS refer 例に対する乳幼児期早期の検査方法について概説する．

NHS refer が意味すること

NHS の機器としては，聴性脳幹反応（auditory brainstem response：ABR）を簡易化した自動ABR もしくは耳音響放射（otoacoustic emission：OAE）が通常用いられる．2 種の機器は測定している反応をはじめ，様々な違いがあるが，特筆すべきなのは偽陽性，偽陰性率である．感度に関しては，自動 ABR ではほぼ 100%，つまり難聴児をほとんど取りこぼすことなく検出できるのに対し，OAE では 95〜98% である．すなわち自動ABR のほうが偽陰性が少ない．一方，refer 率に関しては，自動 ABR では約 1%，OAE では 3〜

---

* Kataoka Yuko，〒700-8558 岡山市北区鹿田町 2-5-1 岡山大学大学病院耳鼻咽喉科，講師／医局長

表 1. 聴性反応の発達

月齢	閾値の目安 (warble tone)	聴性反応	聴性反応の内容
0〜3ヶ月	60〜70 dB HL	モロー反射 眼瞼反射 吸啜反射 呼吸反射	四肢または全身のびくつき 瞬目，閉眼，開眼 サッキング運動 呼吸のリズム変化
3〜7ヶ月	50〜60 dB HL	驚愕反応 傾聴反応 詮索反応 定位反応	泣く，動きの停止，郭清などの情緒的反応 集中して音に耳を傾ける 音のほうを向く，探す，目を動かす 左右の音源へ音を探る
7〜9ヶ月	40〜50 dB HL	定位反応 詮索反応	左右方向を素早く定位する 下方向の音を探る
9〜16ヶ月	30〜40 dB HL	定位反応 詮索反応	左右下方向を素早く定位する 上方向の音を探る
16〜24ヶ月	20〜30 dB HL	定位反応	上下左右，あらゆる方向を定位する

（文献1より）

5%であり，OAE のほうが偽陽性は多い．これらの違いから厚生労働省は NHS の機器として自動 ABR を推奨している．ただし，先天性難聴の有病率は両耳例，片耳例がそれぞれ約 0.1%であり，NHS での refer が必ずしも難聴の存在を意味しているわけではない．

その後に行われる検査

NHS で refer となった場合，1-3-6 ルール，すなわち「生後 1 ヶ月までにスクリーニング，3 ヶ月までに精査，6 ヶ月までに補聴器装用開始」に従い，生後 3 ヶ月までに精密検査施設である耳鼻咽喉科での検査が実施される．検査には自覚的聴力検査と他覚的聴力検査があり，新生児期，乳幼児期早期の聴力検査方法の主流となるのは，他覚的聴力検査であるが，複数の検査方法を組み合わせて，総合的に聴力閾値を評価することが必要である．

1．自覚的聴力検査

1）聴性行動反応聴力検査(behavioral observation audiometry；BOA)

音場にて音刺激を行い，それに対する児の聴性行動反応を観察することにより聴力閾値の推定を行う検査法であり，一般に生後 1 歳前後まで，もしくは重複障害児に用いられることが多い．検査は新生児であれば仰臥位で，頸定後の児では保護者が正面向けに抱いて座らせた状態で実施する．

音刺激にはスピーカーや楽器(シンバル，タイコなど)，もしくはより簡便な方法としてはネオメーターを用い，患児に気付かれないように後方または側方から提示し，反応を観察する．

聴正反応は成長，発達に伴い閾値，行動ともに変化する(表 1)．生後 3 ヶ月頃までは聴性反応は原始反射として観察される場合が多く，音刺激に対して四肢をびくつかせるモロー反射や，瞬目や開眼といった眼瞼反射などがみられる．それ以降になると通常原始反射は消失し，音刺激に対して顔や目を向けるといった定位反応や，泣き出したり驚いたりする驚愕反応などが観察される[1]．BOA の閾値は原始反射の時期には 70〜80 dB であるが，それ以降になると様々な機能の発達に伴って 20〜30 dB まで下がるとされる．

2）条件詮索反応聴力検査(conditioned orientation response audiometry；COR)

発達が進んでくると音源を探したり，条件行動を理解したりすることが可能になる．COR は音源の方向に玩具が現れるという条件付けを行い，その後音刺激のみで音源を振り向くかどうかで聴力閾値を測定する方法である．具体的にはシールドルームにて左右にスピーカーと人形や玩具などを配置し，その中央に患児を座らせる．片方のスピーカーから音を出し，1，2 秒遅れて数秒間同側の玩具に照明を点灯させ，玩具を見ることができるようにする．これを反対側も含め，繰り返して

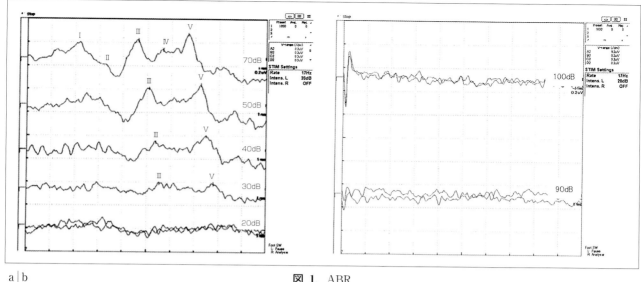

a | b

図 1. ABR
a：正常聴力例．大きい音圧では I ～ V 波まで明瞭な波形が描出されて
　　いる．閾値付近になると潜時は長くなり，波形の振幅も小さくなる
b：重度難聴例．100 dB でも V 波を認めない

条件付けを行うと，音刺激のみで音源の方向を振り向くようになる．左右のスピーカーから交互に検査音を提示し，音が出ていて振り向いた時は照明を点灯し玩具を見せてやり，徐々に音圧を下行させていき，反応が得られる音圧を閾値とする．条件付けが必要であるため，生後 1 歳前後からの適用となる．

　BOA，COR とも様々な周波数，音圧での反応測定ができるという利点がある．また，聴覚閾値だけでなく，補聴器装用閾値の測定も可能である．半面，乳幼児は機嫌や集中力が持続しにくく反応も一定しないため，精度には限界がある．熟練した言語聴覚士が手早く実施し，複数回行って再現性を確認したうえで聴力レベルを評価する必要がある．

2．他覚的聴力検査

1）聴性脳幹反応（auditory brainstem response；ABR）

　ABR は他覚的に聴覚閾値を測定する方法として，本邦でもっとも普及している検査法である．体動によるアーチファクトを避けるために，安静下，必要に応じて睡眠導入剤を内服させ，シールドルームにて被験者に電極を貼付，ヘッドホンを装着させ，基本的にベッド上仰臥位にて実施す

る．クリック音を用いた音刺激提示により生じる聴覚伝導路の電気反応波形を 500～2,000 回加算した平均波形を解析する．波形のピークの発生起源は，I 波：蝸牛神経，II 波：延髄蝸牛核，III 波：橋上オリーブ複合核，IV 波：橋外側毛帯，V 波：中脳下丘である．通常もっとも低い音圧まで残存する V 波の消失を目安に閾値の測定を行う．音圧が大きいほど波形が明瞭で，振幅は大きい．閾値付近では潜時が延長し，振幅も小さくなるため，ダブルトレースを行い再現性を確認する．正常な聴力であれば 20 dB 程度の音圧まで V 波が確認できる（図 1-a）．難聴があると波形の描出は不良となる（図 1-b）．

　ABR では波形が描出されるため，自動解析で判断が難しい反応でも正しい診断ができる場合があり，比較的安定した結果が得られる検査である．しかし，通常用いられているクリック音は2000～4000 Hz 付近の音域であるため，低音域は十分に反映されにくく，低音障害型の難聴の評価には限界がある．

2）聴性定常反応（auditory steady-state response；ASSR）

　ASSR は連続的あるいは定常的な音響刺激によって誘発される脳反応である．振幅や周波数を

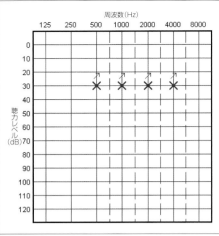

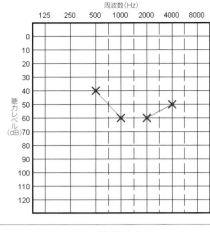

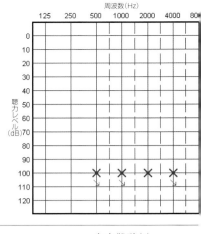

a．正常聴力例   b．中等度難聴例   c．高度難聴例

図 2．ASSR

変調した音刺激を提示すると，脳波上でサイン波状の波形が記録される．波形の解析方法も，肉眼的に波形の潜時や振幅の有無を調べる ABR とは異なり，基本的にコンピューターアルゴリズムを用いて自動的に解析される．振幅のみを変調した正弦波的振幅変調音（SAM 音），振幅と周波数を混合変調した混合変調音（MM 音），指数関数的な変調を加えた指数関数的変調音（AM^{2}音）などが用いられてきた．近年，新たな刺激音も開発されている．複数周波数での解析が同時に行われることで，短い検査時間で，多くの情報を得られるようになった．低音の評価が困難な ABR に対し，ASSR では低音域を含めた周波数特異性の高い聴力の推定が可能であり，乳幼児の聴力評価や補聴器フィッティングにおいて有用性が高い．図 2 に正常聴力・中等度難聴・高度難聴例の ASSR 結果を示す．しかしながら，低音域の閾値は実際の聴力との差が出やすいこと，ABR と比較すると覚醒度によりデータが変動すること，またより高次の脳機能の影響を受けやすく，中枢疾患を併発する児においては信頼性のあるデータが得られない可能性があることなども指摘されており，注意が必要である．

3）耳音響放射（otoacoustic emission；OAE）

OAE は蝸牛における外有毛細胞の能動運動による音響現象を他覚的に測定する方法である．現在，臨床的に使われているのは自発耳音響放射（spontaneous OAE：SOAE），誘発耳音響放射（transient evoked OAE：TEOAE）および歪成分耳音響放射（distortion product OAE：DPOAE）であり，NHS としても利用されている．本検査では，スピーカーとマイクロホン機能が組み込まれたイヤホン型のプローブを外耳道に挿入し，刺激音に対する反応波形を自動的に記録する．短時間で簡便にできる検査であり，難聴の有無を評価する補助手段として，他の検査と併用することは大いに意義がある．図 3 に正常聴力，難聴例のDPOAE を示す．問題点としては，聴力レベルを測定できないこと，外耳や中耳の状態の影響を受けやすく偽陽性率が高いこと，軽度難聴で正常反応が得られる場合があること，加えて外有毛細胞機能までが正常でそれより中枢に問題がある難聴，すなわち auditory neuropathy spectrum disorder（ANSD）では正常反応となることが挙げられる．OAE による NHS でもっとも問題視されているのは，ANSD では高度難聴があっても偽陰性となることがあるためである．

＜症 例＞

2 歳，男児．在胎 40 週，3,232 g で出生．在胎中，分娩時には異常なし．NHS 両側 refer であり，精査目的に紹介．生後 1 ヶ月時の ASSR では両側高度難聴，OAE では両側正常を呈しており（図4），ANSD を疑った．生後 3 ヶ月より補聴器装用開始．遺伝カウンセリングの後に難聴遺伝学的検

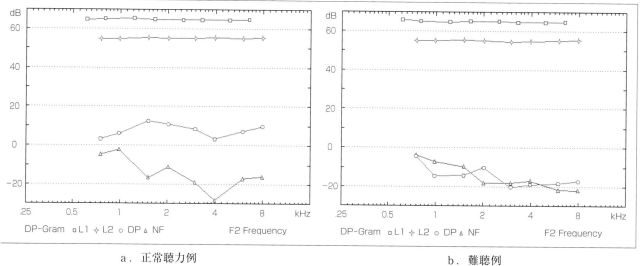

a．正常聴力例

b．難聴例

図 3．DPOAE

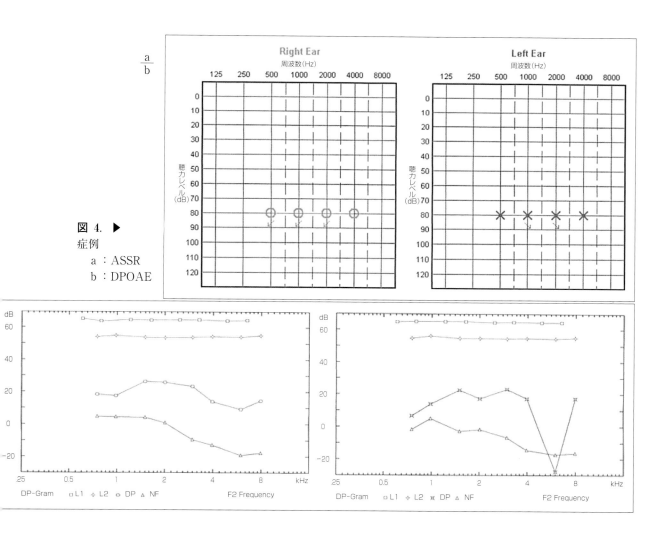

$\dfrac{a}{b}$

図 4. ▶
症例
　a：ASSR
　b：DPOAE

査を施行し，*OTOF* 遺伝子ホモ接合変異を認めた．1歳2ヶ月時に右耳，1歳10ヶ月時に左人工内耳埋め込み術を施行した．術後の音声に対する反応は良好である．

乳幼児の聴力検査の実際

乳幼児の聴力検査においては，どれか1つの検査で決定的な結果としないことが重要である．したがって，難聴の見落としを避け，より正確に聴力レベルを把握するためには，複数の検査を併用し，それぞれの検査結果に矛盾がないかを確認し，継時的に検査を重ねつつ聴力レベルを評価していく必要がある．

実際の検査実施時期について，筆者は以下のように進めている．NHS 両側 refer 例では生後1ヶ月頃と4ヶ月頃に他覚的聴力検査を行い，中等度以上の難聴があれば補聴器装用を開始する．さらに生後10ヶ月頃にも聴力検査を行い，補聴器装用の妥当性，人工内耳手術の必要性を確認し，軽度

難聴であれば検査結果と言語発達などを確認しつつ，補聴器の導入を検討する．NHS 片耳 refer 例では，生後3ヶ月までに他覚的聴力検査を行い，難聴がある，もしくは疑いがある場合はさらに3〜4ヶ月後に再検査を実施し，聴力の改善の有無や，良聴耳の増悪の有無を確認する．一側性であっても難聴が存在する例では以後も年1回程度の聴力検査を実施している．

おわりに

NHS refer が意味すること，およびその後実施する精密検査方法と注意点を概説した．乳幼児の聴力を正確に判断するためには，複数の検査を併用し，継時的に確認することが重要である．

文　献

1) 中村公枝：小児の聴覚障害．伊藤元信，笹沼澄子（編）：179-201, 新編言語治療マニュアル．医歯薬出版, 2002.

MB ENT, 253：55-61, 2021

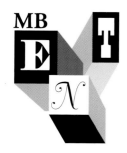

◆特集・聴覚検査のポイント─早期発見と適切な指導─

純音聴力検査結果の
信頼性を疑う場合の対応

大石直樹*

Abstract　純音聴力検査は極めて信頼性の高い検査であるが，幼児例および機能性難聴例では真の閾値を測定できていない可能性がある．幼児例では適切な検査法の選択，機能性難聴例ではまず疑うことが重要である．他覚的聴力検査の精度は高く，疑いさえすれば機能性難聴の診断は比較的容易となっているが，特に一側性難聴を呈した例では会話との乖離に気がつきにくく，耳音響放射によるスクリーニングを積極的に併用することも必要である．詐聴と心因性難聴例の見極めは必ずしも容易でない場合があり，もともと一定の器質的疾患に基づく難聴が存在する誇大難聴(aggravation)例もあり，症例によっては慎重な判断が求められる．機能性難聴の具体例を数例提示する．

Key words　幼児(infants)，機能性難聴(functional hearing loss)，心因性難聴(psychogenic hearing loss)，詐聴(malingering)，耳音響放射(OAE)

純音聴力検査結果の信頼性を疑う場面

純音聴力検査(pure tone audiometry；PTA)は正しく施行できれば極めて信頼性の高い検査であるが，その信頼性を疑う場面としては以下が挙げられる．
① 幼児のため検査が正しく施行できていない
② 会話での印象に比べて検査結果が悪すぎる
③ 閾値の再現性に乏しい

臨床の現場では，心因性難聴や詐聴を的確に診断することが求められ，また乳幼児に対しては適切な検査を選択する必要がある．診察を担当している耳鼻咽喉科医が，検査結果と実際の会話との乖離に気がつく場面もあるが，両側性難聴でなければ会話での印象から検査の信頼性を積極的に疑える場面はそれほど多くない．そのため，特に一側性難聴の場合，検査を担当した臨床検査技師からのフィードバック(検査施行時の印象など)は重要である．

本稿では，幼児に対する検査，機能性難聴に対する検査に分けて解説し，機能性難聴の具体例を何症例か提示する．

幼児に対する検査

対象児の年齢(月齢)に応じて，聴性行動反応聴力検査(BOA)から条件詮索反応聴力検査(COR)，遊戯聴力検査(peep show test, play audiometry)，PTAへと，最適な検査法は変わっていくが，健聴で定型発達児の場合の適応年齢と，正常発達でない児の場合の適応年齢は当然異なる．

定型発達児の場合，当院での各種検査の適応年齢の実際は，BOA：1歳頃まで，COR：8ヶ月～3歳頃まで，peep show test：2歳半～4歳頃，play audiometry：3歳頃から，PTA：3歳半～4歳頃から，と考えている(表1)[1]．一般的には，おおよそ4～5歳にかけてはplay audiometryが行われている[2]．

Play audiometryからPTAへと段階的に検査

*　Oishi Naoki，〒160-8582　東京都新宿区信濃町35　慶應義塾大学医学部耳鼻咽喉科，専任講師・外来医長

表 1. 当科における各種乳幼児聴力
検査の適応年齢(定型発達例)

検査	適応年齢
BOA	1 歳頃まで
COR	8 ヶ月〜3 歳頃まで
peep show test	2 歳半〜4 歳頃まで
play audiometry	3 歳頃以降
PTA	3 歳半〜4 歳頃以降

のレベルが上がるが,検査の違いは,条件付けを何で行うかであり,オージオメータは同様のものを用いる.聞こえたときにボタンを押す代わりに,玩具の玉を動かすなどの条件付けを行い,実施するのが play audiometry である.一方,通常の PTA におけるボタン押しの代わりに,提示音に対し確実な応答(挙手や親の手にタッチなど)を得ることで,3 歳後半から PTA も可能となる場合がある.PTA を 4 歳前後で施行可能とするためには検査を施行する際に工夫が必要であり,具体的にはできたことをほめて達成感を与える,保護者と入室して防音室に慣れてもらう,集中力が落ちて再現性がなくなった場合に雑談をしながら続行可能か様子をみる,などの工夫を当院では行っている.

また,聴力の左右差が大きい場合や骨導検査ではマスキングが必要になるが,マスキングが入ると途端にわからなくなる幼児もいる.学童期に入ると後述の機能性難聴の可能性もあり,ヘッドホン越しの会話や,後ろからの呼びかけへの反応などに注意して検査を施行する必要がある.これらの検査時の注意点などを担当する臨床検査技師と共有し,検査時の様子に関して的確にフィードバックをもらうことで,乳児における聴覚検査を信頼性高く施行することが可能となる.

機能性難聴における PTA の特徴

機能性難聴とは「聴覚経路に器質的な病変がない難聴」であり,詐聴と心因性難聴とに一般的には分けられる[3].機能性難聴の純音閾値は「真の閾値」ではなく,内在する「大きさの感じ(loudness)」によって決められている,と考えられており,機能性難聴において特徴的な自記オージオメトリー Jerger V 型(持続音における記録が断続音

による記録よりも弱いレベルで推移する)を呈するのも同様の理由と考えられている[3].

現在は他覚的聴力検査(ABR,OAE,ASSR など)の精度が高く,機能性難聴の診断自体は疑いさえすれば比較的容易になっているが,歴史的にPTA を応用する様々な検査法が提案されてきた.その中でも,断続音の代わりに持続音を提示することで閾値の変化をみる持続音検査は,診療所でも行える簡便さと高い特異度によって,高く評価されている[4].本来の PTA での提示音は標準では1〜2 秒間の断続音とされているのに対して,持続音を同様に 2 秒提示する検査法が持続音検査であり,10 dB 以上の閾値改善が 3 周波数以上でみられる場合の特異度が高いと報告されている.

また,成人例を対象にした自験例では,標準の断続音を用いて,通常の 2 秒提示の代わりに 5 秒提示を行ったところ,聾型でない機能性難聴例において,多くの症例で閾値改善が得られた[5].そのメカニズムとして注意障害が関与していると考えられたが,近年の小児例に関する報告では,発達障害や聴覚情報処理障害との関連が指摘されている[6][7].

詐聴に関しては,疾病利得があるかどうかの見極めが必要で,心因性難聴例では発症に関連した心理的ストレスなどの背景を探ることになる.しかし,両者の見極めは必ずしも容易でない場合があり,もともと一定の器質的疾患に基づく難聴が存在する例における誇大難聴(aggravation)[8]も比較的よく経験され,慎重な判断が求められる.

一側性急性感音難聴における機能性難聴

両側発症であれば聴力検査所見と実際の会話との乖離に気がつきやすいが,一側性難聴として突発発症した場合には突発性難聴との鑑別が問題となる.突発発症した成人例に関するまとまった報告は少なく,その臨床上の特徴は明らかとなっていないが,成人 6 例を対象にした自験例では,全例女性で年齢は 20〜30 歳台と若く,3 例に過去の難聴歴,1 例に心因性視野障害の既往があった[9].

全例突発性難聴としてのステロイド治療を開始後に，耳音響放射（OAE）や聴性脳幹反応（ABR）の施行，あるいは対側の難聴進行などによって機能性難聴であるとの診断に至った．経過観察中に「治癒」を確認できたのは2例のみであった．

また，成人の突発性難聴38例の初診時，メニエール病18例の聴力悪化時に歪成分耳音響放射（DPOAE）でスクリーニングを行った結果，突発性難聴2例，メニエール病2例で心因性難聴と診断された，との報告がある[10]．これら心因性難聴の診断に至った例のうち，突発性難聴2例中2例，メニエール病2例中1例はいずれも30歳前後の女性であり，自験例とも合わせると20～30歳台前半の女性にみられる一側の急性感音難聴症例では，機能性難聴症例が含まれる可能性がやや高いと考えられる．DPOAEは比較的簡便に施行可能であることから，特に若い女性にみられた急性感音難聴の初診時になるべくOAEを合わせて行うことは，無用なステロイド治療を避けるためにも重要であると考えられる．

外傷後機能性難聴

さらには，外傷後にみられる機能性難聴は，通常の成人にみられる機能性難聴とも異なる特徴があるとの報告がある[11]．外傷後機能性難聴24例の中で，2年以上経過をみた8例を対象に解析した結果，通常の心因性難聴と比較すると，より高齢（40歳台以降が多い），性差なし（男性5例，女性3例），難聴の自覚があまりない，裁判での勝訴（ストレス軽減）が難聴改善につながらない，精神科や臨床心理士による加療でも改善せず予後不良，などの特徴がみられている．また，高次脳機能障害が8例中7例にみられており，高次脳機能との関連も疑われている．

機能性難聴の具体例

以上述べたように，機能性難聴には様々な特徴があるが，明らかな詐聴や心因性難聴と容易に判断できない例も臨床の現場では多く，症例ごとの慎重な判断が求められる．両側耳硬化症術後で，意識消失を伴う痙攣発作後に両側混合性難聴を呈して診断が困難であった機能性難聴例を過去に報告したが[12]，最近当科で経験した具体例をここでは提示したい．

症例1：20歳台，女性

【主 訴】 耳鳴，音が二重に聞こえる（両側）

【現病歴】 3年ほど前から両側耳鳴を感じるようになり，また日常会話で聞き返す場面が多くなってきた．近医耳鼻咽喉科を受診し，変動性感音難聴として加療を受けていたが，2ヶ月ほど前から音が二重に聞こえるようになってきたため，心配になり当科紹介受診となった．3年前の難聴出現時は，職場でのパワーハラスメントを受けたタイミングであり，それ以来休職，復職を繰り返していた．

【既往歴】 10歳台後半に自殺企図，以来近医精神神経科への通院歴あり．

【臨床経過】 初診時，PTAおよびOAE（図1）を施行した．両側中等度混合難聴であり，会話との乖離が明らかであったため機能性難聴が疑われたが，OAEは周波数によっては解発不良であり，器質的疾患に合併した機能性難聴（aggravation）の可能性も考えられた．耳鳴の重症度は，THI 36点と中等度であった．

再診時，ABRでの波形確認および聴性定常反応（ASSR）により周波数ごとの他覚的聴力閾値を確認することとした．その結果，ABRでは波形明瞭で潜時延長はなく，ASSRでは両側とも閾値良好であり（図2），OAEで疑われた器質的疾患の存在は否定的であった．その後，OAEの反応はやはり一部不良で不変であったがPTAでの閾値改善傾向は得られ，二重に音が聞こえるとの症状もほぼ消失し，近医精神神経科での加療を継続している．

【解 説】 両側難聴例で会話との乖離から，機能性難聴を初診時から疑えたものの，OAEの反応が一部不良であり，器質的疾患の合併も否定で

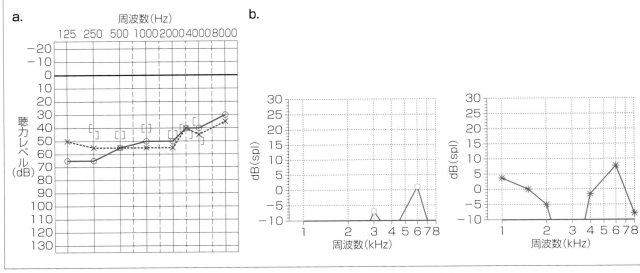

図 1. 症例 1：初診時の PTA(a) および DPOAE(b)

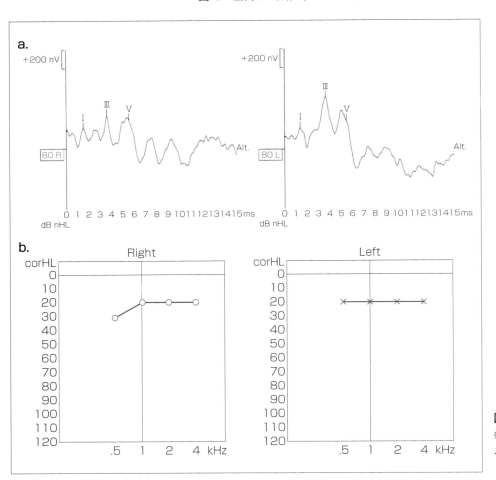

図 2.
症例 1：再診時の ABR(a)
および ASSR(b)

きない症例であった．周波数ごとの聴力閾値を他
覚的に評価する必要があり，ABR での波形確認
とともに，ASSR 検査を施行することで，確実に
機能性難聴の診断に至った．

症例 2：30 歳台，男性
　【主　訴】　音がまったく聞こえない
　【現病歴】　昨日朝起床時より急に両耳ともまっ
たく聞こえなくなり，近医を受診し，両側重度感

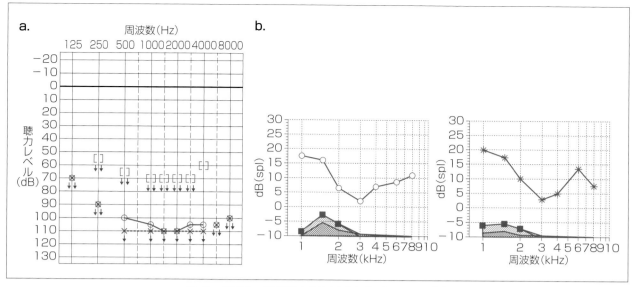

図 3. 症例 2：初診時の PTA（a）および DPOAE（b）

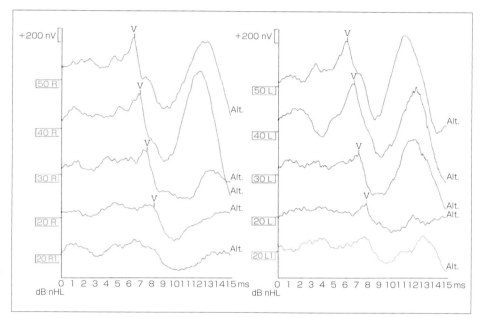

図 4.
症例 2：再診時の
ABR

音難聴を認め，当科紹介受診となった．1 ヶ月前くらいから左耳鳴を軽度自覚していた．

　【既往歴】 特になし．

　【臨床経過】 初診時，筆談であった．PTA および OAE（図 3）を施行したところ，両側聾型の純音閾値に比べて OAE 反応は両側とも良好であった．両側機能性難聴が疑われ，日常的に多忙でストレスがかなり強いとのことで，精神神経科に診察を依頼するとともに，同日緊急に ABR を施行した．ABR では両側とも明瞭な反応が得られ（図

4），機能性難聴の診断が確定した．精神神経科での診断は，職場での強度のストレスに対する抑うつ傾向と適応障害であり，およそ半年の加療によって一側の聴力閾値はほぼ正常化し，対側には中等度難聴が残存している．

　【解　説】 両側ともに聾型の急性感音難聴をきたすことは極めて稀であり，筆談であることと聴力検査の結果は一致してはいたが，機能性難聴が鑑別の上位にくる．他覚的聴力検査をなるべく早期に施行したい症例である．

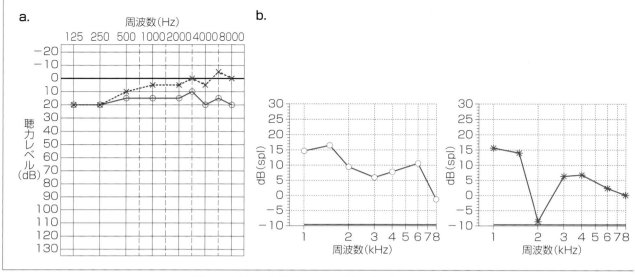

図 5. 症例 3：初診時の PTA（a）および DPOAE（b）

症例 3：30 歳台，男性

【**主　訴**】　第 3 者行為による音響外傷後耳鳴（右）

【**現病歴**】　インカムを用いた仕事に就いているが，同僚がふざけて音量を最大にしていることに気がつかず，強大音を聴取した．直後から耳鳴を自覚し，複数の耳鼻咽喉科を受診したが，聴力検査では異常を指摘されなかった．心療内科を紹介受診し，内服にて睡眠は改善したが，耳鳴は改善しなかった．耳鳴への治療目的に，当科紹介となった．

【**既往歴**】　特になし．

【**臨床経過**】　THI は 92 点と最重症であった．PTA では 20 dB 以内での軽度左右差がみられ耳鳴側の閾値が軽度上昇していたが，OAE での反応は良好であった（図 5）．耳鳴の他に，同側の耳閉塞感，耳痛，耳介のしびれなどの異常感覚も強く，OAE での音響外傷を示唆する所見はみられなかったものの，音響外傷性の聴覚異常感であるとの診断書を作成した．その後，耳鳴を始めとする聴覚異常感は軽度改善傾向となったが（THI 62 点），同じ職場での勤務は続いており，職場での新たなストレスをきっかけに耳鳴や耳介のしびれなどの症状が再増悪した（THI 84 点）．初診からおよそ 2 年経過した時点で，疲れやストレスなどによる症状の悪化が続いており，PTA では右高音

閾値の上昇傾向がみられた．その 1 ヶ月後にはさらに閾値上昇がみられたものの，同時に施行した OAE では異常所見なく，機能性難聴の診断に至った（図 6）．難聴悪化に対する再度の診断書記入の希望があったが，機能性難聴が疑われることを告げ，ABR，ASSR 検査を予定した再診日以降は来院がなく，その後の経過は不明である．

【**解　説**】　初診時にみられた軽度の閾値上昇では，OAE が良好な反応が出ることとは矛盾せず，器質的な軽度の聴力低下（音響外傷）に伴う耳鳴であることは否定できなかった．2 年経過し，症状が改善しないことに対する本人の焦燥感，ストレスが極めて強いことが伺われた．聴覚異常感自体は実際に強い苦痛を感じていることは間違いのない印象であったが，2 年経過した時点での聴力閾値の上昇は，診断書目的もみられたため，少なくともその時点では詐聴であった可能性が高い．その時点での DPOAE のノイズレベルが初診時よりも高いことも，他覚的検査の意識的な妨害であった可能性があり，詐聴疑いとの判断を支持する検査所見である．

参考文献

1）大石直樹：乳幼児難聴の検査と取り扱い．日本耳鼻咽喉科学会第 33 回専門医講習会テキスト：106-108, 2019.

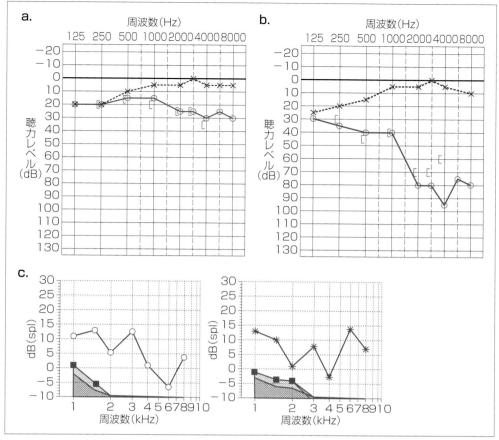

図 6. 症例 3：2 年経過して悪化した TBA（a），その 1 ヶ月後にさらに悪化した
閾値（b），および同日の DPOAE（c）

2）森田訓子：乳幼児聴力検査. MB ENT, **169**：56-
64, 2014.
Summary 乳幼児聴力検査の実際がまとまっ
ている良著である.

3）立木　孝：心因性難聴の聴力検査. Audiol Jpn,
51：253-262, 2008.
Summary 心因性難聴の聴力検査に関する歴
史的経緯をまとめた review 論文である.

4）佐藤　斎，藤崎俊之，壁谷雅之ほか：持続音検
査を用いた機能性難聴診断. Audiol Jpn, **46**：
201-206, 2003.

5）Oishi N, Inoue Y, Hori A, et al：Pure tone audi-
tory thresholds can change according to dura-
tion of interrupted tones in patients with psy-
chogenic hearing loss. Acta Otolaryngol, **131**：
628-632, 2011.

6）阪本浩一：機能性難聴と発達障害. JOHNS,
35：851-857, 2019.
Summary 多数の小児機能性難聴症例の診察
経験に基づき，様々な発達障害との関連を明確

に見い出し，外来体制の構築に関しても述べら
れている.

7）芦谷道子：小児心因性難聴. MB ENT, **205**：6-
11, 2017.

8）小林一女，工藤陸男，中村　誠ほか：機能性難
聴例の臨床的特徴. Audiol Jpn, **42**：161-169,
1999.

9）Oishi N, Kanzaki S, Kataoka C, et al：Acute-
Onset Unilateral Psychogenic Hearing Loss in
Adults：Report of Six Cases and Diagnostic
Pitfalls. ORL, **71**：279-283, 2009.

10）泰地秀信，神崎　仁：成人の急性感音難聴にお
ける DPOAE 検査の有用性. Audiol Jpn, **59**：
179-186, 2016.

11）相馬啓子，國弘幸伸，堀　明美ほか：外傷後機
能性難聴の長期経過. Audiol Jpn, **58**：573-574,
2015.

12）細谷　誠，大石直樹，石川雄惟ほか：けいれん
発作後に両側混合性難聴を呈した両側耳硬化症
術後の 1 例. JOHNS, **35**：1021-1024, 2019.

FAX による注文・住所変更届け

改定：2015 年 1 月

　毎度ご購読いただきましてありがとうございます．
　読者の皆様方に小社の本をより確実にお届けさせていただくために，FAX でのご注文・住所変更届けを受けつけております．この機会に是非ご利用ください．

◇ご利用方法

　FAX 専用注文書・住所変更届けは，そのまま切り離して FAX 用紙としてご利用ください．また，注文の場合手続き終了後，ご購入商品と郵便振替用紙を同封してお送りいたします．**代金が 5,000 円をこえる場合，代金引換便とさせて頂きます．**その他，申し込み・変更届けの方法は電話，郵便はがきも同様です．

◇代金引換について

　本の代金が 5,000 円をこえる場合，代金引換とさせて頂きます．配達員が商品をお届けした際に，現金またはクレジットカード・デビットカードにて代金を配達員にお支払い下さい(本の代金＋消費税＋送料)．（※年間定期購読と同時に 5,000 円をこえるご注文を頂いた場合は代金引換とはなりません．郵便振替用紙を同封して発送いたします．代金後払いという形になります．送料は定期購読を含むご注文の場合は頂きません）

◇年間定期購読のお申し込みについて

　年間定期購読は，1 年分を前金で頂いておりますため，代金引換とはなりません．郵便振替用紙を本と同封または別送いたします．送料無料，また何月号からでもお申込み頂けます．
　毎年末，次年度定期購読のご案内をお送りいたしますので，定期購読更新のお手間が非常に少なく済みます．

◇住所変更届けについて

　年間購読をお申し込みされております方は，その期間中お届け先が変更します際，必ずご連絡下さいますようよろしくお願い致します．

◇取消，変更について

　取消，変更につきましては，お早めに FAX，お電話でお知らせ下さい．
　返品は，原則として受けつけておりませんが，返品の場合の郵送料はお客様負担とさせていただきます．その際は必ず小社へご連絡ください．

◇ご送本について

　ご送本につきましては，ご注文がありましてから約 1 週間前後とみていただきたいと思います．お急ぎの方は，ご注文の際にその旨をご記入ください．至急送らせていただきます．2〜3 日でお手元に届くように手配いたします．

◇個人情報の利用目的

　お客様から収集させていただいた個人情報，ご注文情報は本サービスを提供する目的(本の発送，ご注文内容の確認，問い合わせに対しての回答等)以外には利用することはございません．

　その他，ご不明な点は小社までご連絡ください．

株式会社　全日本病院出版会　　〒113-0033 東京都文京区本郷 3-16-4-7F
電話 03(5689)5989　FAX03(5689)8030　郵便振替口座 00160-9-58753

年　　　月　　　日

Monthly Book
ENTONI
エントーニ

FAX 専用注文書

「Monthly Book ENTONI」誌のご注文の際は，このFAX専用注文書もご利用頂けます．また電話でのお申し込みも受け付けております．毎月確実に入手したい方には年間購読申し込みをお勧めいたします．また各号1冊からの注文もできますので，お気軽にお問い合わせください．

バックナンバー合計
5,000円以上のご注文
は代金引換発送

―お問い合わせ先―
㈱全日本病院出版会 営業部
電話 03(5689)5989　　FAX 03(5689)8030

□年間定期購読申し込み　No.　　　から

□バックナンバー申し込み

No.	-	冊	No.	-	冊	No.	-	冊	No.	-	冊
No.	-	冊	No.	-	冊	No.	-	冊	No.	-	冊
No.	-	冊	No.	-	冊	No.	-	冊	No.	-	冊
No.	-	冊	No.	-	冊	No.	-	冊	No.	-	冊

□他誌ご注文

冊　　　　　　　　　　　　　　　　　　　冊

お名前
フリガナ
印
診療科

ご送付先
〒　　-

□自宅　　□お勤め先

電話番号
□自宅
□お勤め先

FAX 03-5689-8030 全日本病院出版会行

年　　月　　日

住 所 変 更 届 け

お 名 前	フリガナ	
お客様番号		毎回お送りしています封筒のお名前の右上に印字されております8ケタの番号をご記入下さい。
新お届け先	〒　　　　　　　　都 道 　　　　　　　　　府 県	
新電話番号	（　　　　　　）	
変更日付	年　　月　　日より	月号より
旧お届け先	〒	

※ 年間購読を注文されております雑誌・書籍名に✓を付けて下さい。
- ☐ Monthly Book Orthopaedics （月刊誌）
- ☐ Monthly Book Derma. （月刊誌）
- ☐ 整形外科最小侵襲手術ジャーナル （季刊誌）
- ☐ Monthly Book Medical Rehabilitation （月刊誌）
- ☐ Monthly Book ENTONI （月刊誌）
- ☐ PEPARS （月刊誌）
- ☐ Monthly Book OCULISTA （月刊誌）

FAX 03-5689-8030

全日本病院出版会行

No.191　編集企画／宮崎総一郎
睡眠時無呼吸症候群における CPAP の正しい使い方

No.192　編集企画／髙橋晴雄
耳鼻咽喉科診療スキルアップ 32―私のポイント―
増刊号　5,400 円＋税

No.196　編集企画／久 育男
知っておきたい！高齢者の摂食嚥下障害
―基本・管理・診療―
増大号　4,800 円＋税

No.205　編集企画／氷見徹夫
診断に苦慮した耳鼻咽喉科疾患
―私が経験した症例を中心に―
増刊号　5,400 円＋税

No.208　編集企画／欠畑誠治
中耳・内耳疾患を見逃さない！

No.209　編集企画／竹内裕美
好酸球性副鼻腔炎の効果的な治療法―私の治療戦略―

No.210　編集企画／黒野祐一
もう迷わない耳鼻咽喉科疾患に対する向精神薬の使い方
増大号　4,800 円＋税

No.211　編集企画／佐藤宏昭
老人性難聴への効果的アプローチ

No.212　編集企画／小島博己
かぜ症状の診療戦略

No.213　編集企画／小川 郁
心因性疾患診療の最新スキル

No.214　編集企画／堀井 新
"めまい"診断の落とし穴―落ちないための心得―

No.215　編集企画／太田伸男
口腔・舌病変をみる―初期病変も見逃さないポイント―

No.216　編集企画／鴻 信義
実践！内視鏡下鼻内副鼻腔手術―コツと注意点―

No.217　編集企画／吉田尚弘
わかりやすい ANCA 関連血管炎性中耳炎（OMAAV）
―早期診断と治療―

No.218　編集企画／守本倫子
耳鼻咽喉科における新生児・乳幼児・小児への投薬
―update―
増刊号　5,400 円＋税

No.219　編集企画／松根彰志
ネブライザー療法―治療効果を高めるコツ―

No.220　編集企画／川内秀之
あなどれない扁桃・扁桃周囲病変の診断と治療

No.221　編集企画／曾根三千彦
ここが知りたい耳鼻咽喉科に必要な他科の知識

No.222　編集企画／西野 宏
子どもから大人までの唾液腺疾患―鑑別の要点―

No.223　編集企画／坂田俊文
みみ・はな・のど診断 これだけは行ってほしい
決め手の検査
増大号　4,800 円＋税

No.224　編集企画／保富宗城
子どもの中耳炎 Q & A

No.225　編集企画／喜多村 健
高齢者のみみ・はな・のど診療マニュアル

No.226　編集企画／大森孝一
災害時における耳鼻咽喉科の対応

No.227　編集企画／林 達哉
小児の反復性症例にどう対応するか

No.228　編集企画／鈴木元彦
鼻出血の対応

No.229　編集企画／齋藤 晶
耳鼻咽喉科と漢方薬―最新の知見―

No.230　編集企画／鈴木雅明
子どもの睡眠・呼吸障害―病態・合併症・治療―

No.231　編集企画／松原 篤
耳鼻咽喉科医が頻用する内服・外用薬
―選び方・上手な使い方―
増刊号　5,400 円＋税

No.232　編集企画／平野 滋
せき・たん―鑑別診断のポイントと治療戦略―

No.233　編集企画／内田育恵
耳鼻咽喉科と認知症

No.234　編集企画／山中敏彰
メニエール病―押さえておきたい診断・治療のコツ―

No.235　編集企画／岩井 大
"みみ・はな"私の day & short stay surgery
―適応と限界―

No.236　編集企画／市川銀一郎
早わかり！耳鼻咽喉科診療ガイドライン，手引き・マニュアル
―私の活用法―
増大号　4,800 円＋税

No.237　編集企画／和田弘太
耳鼻咽喉科外来でみる小児アレルギー疾患

No.238　編集企画／梅野博仁
咽喉頭逆流症―診断・治療のポイント―

No.239　編集企画／堤 剛
耳鼻咽喉科領域の痛みのすべて―訴えにどう対応するか―

No.240　編集企画／鈴木賢二
知っておくべき耳鼻咽喉科領域における医薬品副作用

No.241　編集企画／竹野幸夫
"はなづまり"を診る

No.242　編集企画／鈴木光也
小児のみみ・はな・のど救急対応―治療と投薬―

No.243　編集企画／大谷真喜子
耳鼻咽喉科医に必要なスポーツ診療の知識

No.244　編集企画／羽藤直人
耳鼻咽喉科の問診のポイント
―どこまで診断に近づけるか―
増刊号　5,400 円＋税

No.245　編集企画／本間明宏
私の新しい耳鼻咽喉科診療スタンダード
―10〜20 年前とどう変わったか―

No.246　編集企画／志賀清人
頭頸部癌免疫療法の最前線

No.247　編集企画／池園哲郎
耳鼻咽喉科診療の新しいテクノロジー

No.248　編集企画／神田幸彦
補聴器・人工中耳・人工内耳・軟骨伝導補聴器
―聞こえを取り戻す方法の比較―

No.249　編集企画／將積日出夫
エキスパートから学ぶめまい診療
増大号　4,800 円＋税

No.250　編集企画／藤枝重治
詳しく知りたい！舌下免疫療法

No.251　編集企画／三輪高喜
味覚・嗅覚の診療 update

No.252　編集企画／原 浩貴
高齢者の誤嚥をみたらどうするか

通常号⇒2,500 円＋税
※No.207 以前発行のバックナンバー，
　各目次等の詳しい内容は HP
　（www.zenniti.com）をご覧下さい．

次号予告

口腔アレルギー症候群
—診断と治療—

No.254（2021 年 2 月号）

編集企画／北円山耳鼻咽喉科アレルギー
　　　　クリニック院長　　　　白崎英明

口腔アレルギー症候群の発症機序
　　　　　　　　　　　　亀倉　隆太
口腔アレルギー症候群の臨床像　大澤　陽子
口腔アレルギー症候群：診断の進め方
　　　　　　　　　　　　猪又　直子
口腔アレルギー症候群：
　シラカバ(カバノキ科)花粉症に伴うもの
　　　　　　　　　　　　山本　哲夫ほか
口腔アレルギー症候群：
　カバノキ科以外の花粉症に伴うもの
　　　　　　　　　　　　朝倉　光司ほか
ラテックス−フルーツ症候群　矢上　晶子
花粉症を伴わない果実アレルギー
　　　　　　　　　　　　岸川　禮子ほか
コンポーネント解析　　　近藤　康人
口腔アレルギーに対する免疫療法
　　　　　　　　　　　　鈴木　正宣ほか
口腔アレルギー症候群に対する
　薬物療法　　　　　　　杉浦　至郎ほか

編集顧問：	本庄　　巌	京都大学名誉教授
編集主幹：	小林　俊光	仙塩利府病院 耳科手術センター長
	曾根 三千彦	名古屋大学教授
	香取　幸夫	東北大学教授

No. 253　編集企画：
　小林一女　昭和大学教授

Monthly Book ENTONI　No.253

2021 年 1 月 15 日発行（毎月 1 回 15 日発行）

定価は表紙に表示してあります.

Printed in Japan

発行者　　末　定　広　光
発行所　　株式会社　全日本病院出版会
〒 113-0033 東京都文京区本郷 3 丁目 16 番 4 号 7 階
　　　　　電話（03）5689-5989　Fax（03）5689-8030
　　　　　郵便振替口座 00160-9-58753

印刷・製本　三報社印刷株式会社　　電話（03）3637-0005
広告取扱店　㈱日本医学広告社　　　電話（03）5226-2791